家庭营养小手册

主　编　刘　巍

副主编　何贤君

主　审　凌诚德　许亮文

参编人员(按姓氏笔画为序)

刘　巍　何贤君　章晓军

U0277126

浙江大學出版社

《社区卫生服务健康教育丛书》编委会

总 顾 问　李兰娟

顾　　　问　翁卫军　　傅力群　　邬丽娜　　郭　清
　　　　　　朱钟毅　　韩建中　　孙建勇　　杨国琴

名誉主编　叶　真　　陈卫强　　余仲民

主　　　编　傅家康　　陈先荣

副 主 编　冯镇湘　　王洪蛟　　杨　琳　　蔡延平
　　　　　　陈雪萍　　何玉芳　　陈秉初　　孟建征
　　　　　　张正浩

编　　　委(按姓氏笔画为序)
　　　　　　王洪蛟　　冯镇湘　　吕承红　　何玉芳
　　　　　　张正浩　　张丽萍　　陈先荣　　陈秉初
　　　　　　陈雪萍　　孟建征　　杨　琳　　章冬瑛
　　　　　　傅家康　　蒋国平　　蒋琼萍　　蔡延平

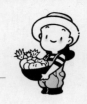

总序

　　杭州市下城区是我省开展社区卫生服务比较早，取得社会成就比较显著的社区之一。2004年获得了浙江省社区卫生服务示范区的光荣称号。取得成绩的原因，首先归结于下城区政府对于社区卫生服务的积极领导和务实工作。在创建"全国社区卫生服务示范区"的工作中，下城区政府及有关职能部门又认真对照创建工作的要求，不断加大创建力度，推出社区卫生服务新举措。其中以下城区区委书记为顾问，下城区卫生局和科技局组织编写的《社区卫生服务健康教育系列丛书》的出版，就是面向社区群众，普及社区卫生服务相关医学卫生知识，推进社区卫生服务健康教育的一大举措。

　　"丛书"共有十个分册，围绕社区卫生服务的六大功能，编写了约1500个健康问题，近百万字，既有反映国内疾病医疗和保健方面的新知识，也有基层疾病控制方面的成功经验，内容非常丰富。"丛书"为社区卫生服务人员和广大群众提供了查找医疗卫生保健知识的方便。"丛书"的编写得到地方政府的极大关注和相关职能部门的支持,由有关专家和社区卫生服务第一线的医护卫生人员共同完成编写是其一大特色。全套丛书完稿后又请省内专家作了最后审定。

"丛书"的出版对下城区创建"全国社区卫生服务示范区",提高社区卫生服务健康教育水平有着非常积极的意义。期待着下城区卫生系统的领导和广大医务卫生工作人员,在区政府的积极领导下,在创建和深化"全国社区卫生服务示范区"的工作中不断总结经验,取得新的、更大的成绩。

李冬娟

2005 年 6 月 28 日

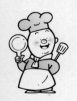

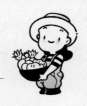

序

在深入开展保持共产党员先进性教育活动中,欣闻《社区卫生服务健康教育系列丛书》一套十册,经过编著者的辛勤劳动,今已正式出版,谨在此表示热烈的祝贺!

党的十六大明确了全面建设小康社会的奋斗目标和提高全民族的思想道德素质、科学文化素质和身体健康素质的要求。杭州市下城区在保持经济快速增长的同时,在建立适应新形势要求的卫生服务体系和医疗保健体系、提高城乡居民的医疗保健水平方面做了一些工作,并得到了中央和省、市领导的肯定与鼓励。2004年底获得了"浙江省社区卫生服务示范区"的光荣称号。在创建"全国社区卫生服务示范区"的工作中,我们也看到,社区群众的科学文化素质还有待提高,自我保健意识亟须加强,社区卫生服务"六位一体"的功能发挥还不够充分,社区的健康教育和健康促进工作还任重道远。积极深化和完善社区卫生服务是我们为民谋利、为民服务的实事之一。《社区卫生服务健康教育系列丛书》的出版非常及时,将有利于提高人民群众整体的健康水平,并为争创"全国社区卫生服务示范区"添砖加瓦。

萧卫军

2005 年 6 月 15 日

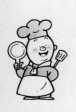

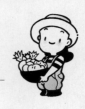

序

　　人的健康素质的提高与道德素质、文化素质的提高同样重要，维护健康既是经济发展的主要目的，也是促进经济发展的可靠保障。千百年来，人们一直在为促进健康、延年益寿而努力，同危害健康的各种因素作斗争。近年来，更有人提出了"奔小康，要健康"的口号。我们欣喜地看到，在党和政府的领导下，城市社区卫生服务在预防、保健、医疗、康复、计划生育技术指导和健康教育工作等六个方面都有了长足的进步，群众的健康素质正不断提高。

　　但是，我们也应清醒地看到，人们对健康和疾病的认识还存在一些误区或者盲区，部分居民群众当中还不同程度地存在一些不正确的认识和不健康的行为。这就需要我们加强宣传教育，进一步提高广大群众的健康意识和健康知识水平。健康教育正是达到这一目标的有效方法和手段。健康教育是"通过信息传播和行为干预，帮助群众掌握卫生保健知识，树立健康观念，自愿采纳有利于健康行为和生活方式的教育活动与过程。其目的是消除或减轻影响健康的因素,预防疾病,促进健康和提高生活质量"。健康教育任重而道远。为此,我们组织有关专家和服务于社区卫生第一线的医务人员、健康教育人员和卫生行政管理干部,选择了传染病预防、妇女保健、儿童保健、老年保健、慢性病保健、家庭护理、营养、心理、康复与健身和应急救护等十个专题,以问答形式编写了这套《社区卫生服务健康教育系列丛书》,供社区居民、社区工作者、辖区单位工作人员和外来务工人员了解医学保健知识之用,也可作为社区卫生服务人员健康教育的参考资料。

由于编者的学识水平不一,以及健康教育的经验不足,不当之处在所难免,离群众的需求也会有一定距离,欢迎读者和有关专家批评指正。

杭州市下城区科技局为本书的出版提供了经费资助,谨在此表示感谢。让我们在政府各有关部门和社会各界的重视与支持下,以人为本,为进一步营造社区健康环境、提高居民健康素质而共同努力。

傅家谦

2005 年 6 月

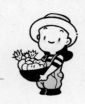

前 言

　　营养问题涉及每一个家庭、个人及其一生的不同时期，它关系到人体健康和疾病治疗两个重要方面。随着人们生活水平从温饱型向小康型过渡，营养问题日益受到人们的重视。人们不再满足于填饱肚子，而是追求怎样吃得科学、吃得安全。人们需要有科学的营养知识以抚育儿童，需要科学合理的营养以保证正常的生活、学习和工作，以及通过合理的营养以达到延年益寿。然而，很多人由于过分地摄入大量营养物质，或者一味地追求所谓的高级营养品，造成营养过剩，给健康带来了不利影响或导致疾病；也有的人由于长期膳食结构不合理，造成某些营养缺乏病。还有当人们患了某些疾病时，如何通过膳食方法来辅助治疗和促进康复，人们常常会发问，得了某种病应该吃什么食物？什么食物不能吃？ 为了普及营养知识，让人们更好地运用这些知识进行自我保健以及对一些疾病辅以饮食治疗，我们编写了这本家庭营养小手册。全书以问题形式导入，以便读者更好地理解。

　　家庭营养小手册是社区卫生服务健康教育系列丛书中的一本。全书共分四个部分：第一部分简单介绍了营养学的一些基本概念、基础知识，以便于读者更好地理解、运用本手册；第二部分有针对性地介绍了社区不同人群，包括儿童、孕妇、中老年人有关营养的实际问题，以便人们更好地进行自我保健；第三部分是针对社区一些常见疾病的营养与饮食治疗，给予具体的指导，以利于疾病的康复；第四部分系统地提供科学、安全的膳食方法，简明扼要地介绍食物选购、搭配、烹饪的基本科学方法，并围绕常见的食品卫生与安全问题作了解答，以利于读者把一日三餐安排得更加科学、安全、合理。最后，还对一些健康饮食的"误区"进行了澄清，帮助人们逐步树立起科学的、正确的营养观，进行合理的营养自我保健。

编　者

2005 年 5 月

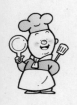

目录

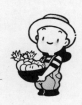

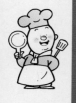

目录

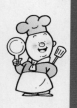

目
录

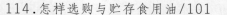

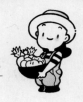

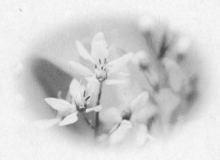

目录

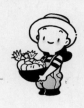

第一部分 营养基础知识

1.什么是营养和营养素

营养是指机体从外界摄取各种食物,经过人体的消化、吸收和利用,以促进机体生长发育,维持各种生理功能这一连续动态的过程。由此可见,营养与人们的健康紧密相关,它所代表的这一过程,将伴随每个人的一生。人们常谈论某种食品"有没有营养",其实这里所说的"营养"指的是食物中养料含量的多少及其质量的优劣,也就是下面要谈到的"营养素"。

营养素是食物中的有效成分,也就是俗话说的"养料"。人们正是通过食物中的这些营养素来达到营养的目的。人体所需的营养素可分为六大类,即:蛋白质、脂类、碳水化合物(包括膳食纤维)、矿物质(包括常量元素和微量元素)、维生素和水。这六类营养素既有各自特殊的作用,又构成一个合理而科学的体系,在营养的全过程中协调合作,共同完成调节人体生命和生理活动的使命。

2.什么是食物的营养价值

人们所需的营养素绝大多数来自食物。各式各样的食物所含的营养素有多有少,即食物的营养价值不同。

人们日常膳食中的食物有两种来源:一是来自植物的食物,如谷类、豆类、坚果类、蔬菜水果类和植物油;二是来自动物的食物,如肉禽类、脏腑类、鱼虾类、蛋类、乳类及动物油脂等。谷类,包括大米、小麦、玉米、高粱、荞麦等,是最主要的热量来源。谷类还能提供一定量的膳食纤维、无机盐和维生素。豆类,是廉价的蛋白质来源,含有丰富的赖氨酸,可补充谷类蛋白质的不足,并可提供一定量的纤维素、无机盐和 B 族维生素。蔬菜水果类是无机盐、维生素 C、胡萝卜素及膳食纤维的重要来源。肉禽类、鱼虾类及脏腑类,可给人们提供丰富且优质的蛋白质以及一些无机盐和维生素。蛋类和乳类所含的营养素比较全,营养价值较高,易于消化吸收,可提供非常优质的蛋白质以及脂肪、碳水化合物、无机盐和维生素等,适合成人、儿童、老人、孕妇、乳母和病人食用。坚果类是蛋白质、脂肪的重要来源之一。

3.怎样才算合理营养

在物质丰富的今天,人们都在寻求并且也有条件实

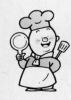

现合理营养,但对这一问题的理解却不尽相同。有人认为大鱼大肉才够"营养",有人到各种"补品"中去寻求"营养",但结果却不尽如人意。究其原因,这些观点与做法都偏离了合理营养的核心要求——平衡膳食,即摄入按合理比例及模式构成的各种食物,从而使体内营养素全面、均衡、适度。

我国最早的医书《黄帝内经》中就提出了"五谷为养,五果为助,五畜为益,五菜为充"的观点,与现代营养学的平衡膳食原则是一个道理。我国营养学会根据我国国情,制定了膳食指南,其原则包括:食物要多样,饥饱要适当,油脂要适量,粗细要搭配,食盐要限量,甜食要少吃,饮酒要节制,三餐要合理。如能长期遵从这些原则,则能达到合理营养的目的。

4.正常人一天需要多少能量

正如同汽车行驶需要燃料,人们维持体温和一切生命活动都需要能量。人体各种生理活动受人的年龄、性别、劳动强度、生理状况、气候、体型等许多因素所制约,因此,人体每天所需热量也与上述因素有关。比如,生长期儿童、孕妇的代谢率较高,青壮年比较稳定,中年有所降低,男子的热量需求高于女子,身体瘦长者高于肥胖者。劳动是促使热量消耗的最重要因素,劳动性质、强度、持续时间以及劳动熟练程度不同对热量的需求都有影响。体重是评定膳食能量摄入适当与否的重要标志。

以 20~30 岁的 60 公斤重的男性和 55 公斤重的女性为标准参考,每人每日每公斤体重所需热量:极轻体力劳动者(指以坐着为主的工作)为 35~40 千卡,轻体力劳动者(指以站着或少量走动为主的工作)为 40~45 千卡,中度体力劳动者(指肌肉活动较多或工作较为紧张者)为 45~50 千卡,重体力劳动者(指非机械化农业劳动、体育活动等)为 50~60 千卡,极重体力劳动者(指非机械化的装卸、伐木等)为 60~70 千卡。除劳动强度外,热量需要还随年龄增长而递减。按上述标准,30~40 岁减 3%,40~50 岁减 5%,50~60 岁减 10%,60~70 岁减 20%,70 岁以上减 30%。成年女性的热量需求一般比男子略低一些,但孕妇、乳母要比同等劳动强度的妇女分别高出每人每日 300 千卡和 800 千卡。

5.什么是优质蛋白质,它来源于哪些食物

评价食物蛋白质的营养价值,除了食物所含蛋白质的数量之外,很重要的评价指标是蛋白质的质量。若食物中人体必需氨基酸(体内不能直接合成或合成速度远不能满足机体需要,必须从食物中获取的氨基酸)的种类齐全、数量充足,各氨基酸之间的比例恰当,接近人体需要,则称为优质蛋白质,如鸡、鱼、肉、蛋、奶及豆制品等。膳食蛋白质的氨基酸模式越接近人体蛋白质组成,在消化吸

收后越适应人体合成体蛋白的需要,越易被机体利用,营养价值越高。人体的必需氨基酸有8种,包括赖氨酸、亮氨酸、蛋氨酸、苏氨酸、色氨酸、缬氨酸、苯丙氨酸和异亮氨酸。而婴儿的必需氨基酸有9种,除上述8种外还有组氨酸。

供给人体所需蛋白质的食物,包括动物性食品和植物性食品。动物性食品主要是肉类及动物内脏,包括畜、禽、鱼,蛋白质含量一般为10%~30%;蛋类为11%~14%;奶类为1.5%~3.8%。动物性食品蛋白含量高、易消化吸收、质量好,还能改善菜肴口味,属于优质蛋白质,缺点是脂肪含量(尤其是饱和脂肪酸含量)高,因此,选食动物性食品应有一定限度。植物性食品主要是干豆类,其中黄豆蛋白质含量达36%~46%,质量也较优,素有"植物肉"之称;其他干豆类蛋白质含量在20%左右,尤以赖氨酸含量较多,与粮谷等主食搭配食用,可达到较好的互补作用;坚果类如花生、核桃等也含有15%~25%的蛋白质。

6.正常人一天需要多少蛋白质

蛋白质是人体最重要的物质,是人类生命得以延续的主要物质基础。鉴于蛋白质有如此重要的作用,人们自然很关心每人每天需要摄入多少蛋白质。国际上一般认为,健康成年人每天每公斤体重需要0.8克的蛋白质。我国则推荐1.0克,这是由于我国居民膳食中的蛋白质来源多为植物性蛋白，其营养价值略低于动物性蛋白的缘故。蛋白质的需要量还与劳动强度有关，劳动强度越高，蛋白质的需要量越大。我国营养学会推荐的供给量标准中，18~49岁男性（体重63公斤），在热量充足的前提下，从事轻体力劳动，每日蛋白质供给量为75克；若从事重体力劳动，则升高至90克。特殊生理状态下的人群，蛋白质供给量亦有变化。如妊娠孕妇，每日蛋白质摄入量在原来基础上增加5~20克。对于病人，则应在正常维持量的基础上，根据其病情特点及组织修复需要等进行调整。

7.什么是必需脂肪酸,它来源于哪些食物

脂肪酸是脂肪的基本单位，有很多种类。从广义上讲，各种脂肪酸对人体都有益处。其中，最重要的是亚油酸、亚麻酸和花生四烯酸这三种必需脂肪酸，即人们平时常说的"不饱和脂肪酸"。必需脂肪酸是细胞的重要组成部分，它可以促进身体的生长发育，有利于降低血胆固醇，降低发生动脉粥样硬化的危险性，又是合成磷脂和前列腺素的原料。磷脂为神经营养所必需，前列腺素有降压、催产、抑制胃酸分泌等生物活性。因此，摄食脂肪应保持一定量的必需脂肪酸供给。

植物油是其重要的食物来源，如豆油、花生油、葵花子油、玉米胚油、茶油等。此外，海鱼等水产动物体内亦含有较多的不饱和脂肪酸，故具有较高的营养价值。

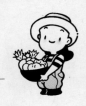

8.正常人一天需要多少脂肪

脂肪是一种高能源营养素，可为机体提供必需脂肪酸，是脂溶性维生素的携带者，是构成细胞的重要成分，参与人体重要生理功能。脂肪的摄取量因年龄、身体状况、劳动性质等条件的不同而不同。一般情况下，我国成年人每天摄入50克脂肪可基本满足机体需要，同时脂肪在总热能中所占比例以20%~30%为宜，儿童约为35%。随着生活水平的日益提高，我国居民特别是城市居民的脂肪摄入量有逐步增高的趋势。脂肪摄入过多，会引起肥胖，还会诱发高脂血症、冠心病，甚至癌症。所以，目前认为脂肪摄入量以占总热量的25%左右为宜，最高不应超过30%，同时保持饱和、单不饱和及多不饱和脂肪酸比例为1:1:1。

9.什么是脂溶性维生素和水溶性维生素

维生素，顾名思义，就是维持生命过程必需的物质。维生素的种类很多，根据其溶解性可分为脂溶性和水溶性两大类。人的机体对维生素的需要量很少，但它们却发挥着惊人的巨大作用。

脂溶性维生素溶于脂肪而不溶于水，其吸收与脂肪相似，摄入过多易在体内蓄积造成中毒，多存在于动物性食品、植物油及黄绿色蔬菜中,只要注意选择食品,一般不易缺乏。它包括维生素 A、维生素 D、维生素 E 和维生素 K。

水溶性维生素溶于水而不溶于脂肪,体内排泄率高,更新快,在体内不能贮存。正因为如此,体内贮存量少,易受食物影响出现缺乏。它包括维生素 C(抗坏血酸)、维生素 B_1(硫胺素)、维生素 B_2(核黄素)、尼克酸(烟酸)、维生素 B_6(吡哆醇)、维生素 B_{12}(钴胺素)、叶酸、泛酸和生物素等。

10.维生素制剂能代替蔬菜吗

我们知道,新鲜蔬菜可提供丰富的维生素 C、维生素 B_2、胡萝卜素和叶酸等。因此,有人自然想到,何不就用维生素制剂来代替蔬菜呢?其实,这种想法是片面的。蔬菜是人们日常食物中的重要部分,各类蔬菜不仅能提供丰富的维生素,而且还是无机盐、膳食纤维和水分的重要来源。绿叶蔬菜含有丰富的铁、钙以及钾、铜、碘等元素。各种蔬菜都含有纤维,它能促进肠道的蠕动,利于大便排泄,预防便秘、结肠癌等,并能降低血脂,预防动脉粥样硬化。凡此种种都告诉我们,蔬菜有极高的营养价值,它对于机体的重要作用是其他任何物质不能替代的。

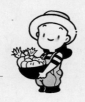

11.为什么把矿物质称为生命的"动力元素"

迄今在地壳中已发现94种元素,其中人体内含有60多种。除碳、氢、氧和氮4种元素外,其他元素统称为矿物质(或称无机盐)。各种矿物质元素按其在体内含量不同,分为常量元素和微量元素两类。常量元素又称宏量元素,其含量占人体重量的0.01%以上,包括钠、钾、钙、磷、镁、氯、硫等7种;微量元素的含量占人体重量的0.01%以下,包括铁、锌、碘、硒、氟、铜、铝、锰、铬、镍、钒、锡、硅、钴等14种。它们是机体内许多重要酶类的活性部分,也是某些激素和维生素的重要组成成分,含量虽微却具有相当重要的生理功能,对人体健康起着特殊的作用。如钙有助于强健骨骼和牙齿,维持规则心律,维持正常凝血功能;铜能帮助铁吸收,维持神经系统、骨骼、皮肤健康和毛发正常生长;铁参与合成血红蛋白、肌红蛋白,维持人体正常发育及提高免疫功能;锌参与各种代谢过程和基因合成,维护免疫功能,预防前列腺疾病;镁可助消化、抗抑郁;锰能促进机体生长发育和性成熟;硒是天然的对抗重金属的解毒剂,并可降低黄曲霉素的毒性;氯可维持神经肌肉正常兴奋性,保持身体柔软性;钠可协助神经和肌肉的正常运作;磷与钙共同作为骨骼、牙齿的重要成分,并参与能量代谢;碘参与合成甲状腺素和三碘甲状腺原氨酸。因而,矿物质常被称为生命的"动力元素"、生命的"钥匙"。

第一部分　营养基础知识

12.什么是膳食纤维，它们如何分类

膳食纤维是指在人体肠道内能耐受消化酶的作用，但可被细菌酶分解的植物性物质。

膳食纤维可分为非溶性和可溶性两大类。前者包括纤维素、半纤维素和木质素，主要来自植物的茎、叶及豆类种子的外皮；后者包括果胶、藻胶、豆胶、树胶和粘质等，主要来自水果、海藻及树木等。

膳食纤维越来越受到人们的关注。据人群调查资料显示，膳食纤维摄入量与结肠癌的发病率和死亡率呈负相关，多食蔬菜、水果的人群发病率较低；临床上应用多纤维食品饮食证明膳食纤维能降低血脂水平，降低锌/铜比值，对心血管系统具有保护作用，并能减少糖尿病病人对胰岛素等药物的依赖，防止热量摄入过多，控制肥胖。

13.如何正确科学地饮水

(1)硬度适宜。水的硬度指溶解在水中的盐类含量，水中钙盐、镁盐含量多则水的硬度大，反之则硬度小。水质过硬影响胃肠道消化吸收功能，发生胃肠功能紊乱，引起消化不良和腹泻。我国规定水总硬度不超过 25 度，建议一般饮用水的适宜硬度为 10~20 度。当然，水质也并非越软越好。有研究证明，长期饮用软水的人心血管疾病

患病率高于硬水地区。处理硬水最好的办法是煮沸,经煮沸后均能达到适宜的硬度。

(2)适时。晨起后喝一杯水,有疏通肠胃之功效,并能降低血黏度,起到预防血栓形成的作用;饭前喝一杯水,也就是中晚饭前一小时喝一杯水,这是进水的一个好时间,此时喝水可以促进消化器官分泌出大量的消化液以促进食欲;进餐时喝适量鲜汤,有助于消化和吸收。

(3)适量。一次喝水要适量,不要喝大量的水。如剧烈运动或劳动出大汗后不宜马上喝大量水,此时喝进的水被吸收进入血液,可增加血容量从而加重心脏负担;饭后不宜喝大量水,进餐后消化液正在消化食物,如喝进大量水就会冲淡胃液胃酸而影响消化功能;睡前不要喝大量水,多喝水夜间小便次数增多必然影响睡眠。

(4)卫生。不喝被污染的生水。人类80%的疾病与水或水源污染有关,如伤寒、霍乱、痢疾、胃肠疾病、传染性肝炎、寄生虫病、毒物中毒症等。

14.如何根据平衡膳食宝塔摄取食物

(1)确定自己的食物需要。 平衡膳食宝塔(见下图)建议的每人每日各类食物摄入量适用于一般健康成人,具体应用时要根据个人年龄、性别、身高、体重、劳动强度、季节等情况适当调整。如不参加劳动的老年人可参照低能量(1800千卡)膳食来安排;从事轻微体力劳动的

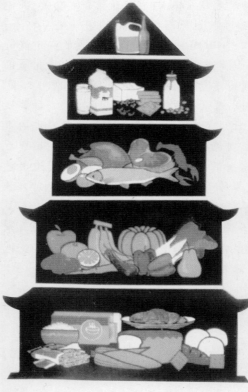

油脂类
25克（0.5两）

奶类及奶制品
100克（2两）
豆类及豆制品
50克（1两）

畜禽肉类
50~100克（1~2两）
鱼虾类
50克（1两）
蛋类
25~50克（0.5~1两）

蔬菜类
400~500克（8两~1斤）
水果类
100~200克（2~4两）

谷类
300~500克
（6两~1斤）

图　　中国居民平衡膳食宝塔

成年男子,可参照中等能量(2400 千卡)膳食安排进食量;从事中等强度体力劳动者和一般农业劳动者可参照高能量(2800 千卡)膳食进行安排。女性需要的能量往往比从事同等劳动的男性低 200 千卡或更多些。下表列出了三种能量水平各类食物的参考摄入量。

不同能量水平各类食物的参考摄入量(克／日)

食物名称	低能量 (约 1800 千卡)	中等能量 (约 2400 千卡)	高能量 (约 2800 千卡)
谷类	300	400	500
蔬菜	400	450	500
水果	100	150	200
肉、禽	50	75	100
蛋类	25	40	50
鱼虾	50	50	50
豆类及豆制品	50	50	50
奶类及奶制品	100	100	100
油脂	25	25	25

　　平衡膳食宝塔建议的各类食物摄入量是一个平均值和比例。平日喜吃鱼的多吃些鱼、愿吃鸡的多吃些鸡都无妨,重要的是一定要经常遵循"宝塔"各层各类食物的大体比例。日常生活中无需每天都样样照着推荐量吃,可灵活调整。例如,烧鱼比较麻烦,就不一定每天都吃 50 克鱼,可以改成每周吃 2~3 次鱼,每次 150~200 克。

　　(2)同类互换,多种多样。平衡膳食应当把营养与美味结合起来,按照同类互换、多种多样的原则调配一日三餐,这样不仅可以获得均衡的营养,而且使饮食更加丰富,以满足人们的口味享受。平衡膳食宝塔包含的每一类食物中都有许多的品种,其所含营养成分往往大体上近似,在膳食中可以互相替换。同类互换就是以粮换粮、以豆换豆、以肉换肉。例如,每日吃50克豆类及豆制品,掌握了同类互换、多种多样的原则就可以变换出数十种吃法,可以全量互换,全换成相当量的豆浆或豆腐,如今天喝豆浆,明天吃豆腐;也可以分量互换,如1/3换豆浆,1/3换腐竹,1/3换豆腐,早餐喝豆浆,中餐吃凉拌腐竹,晚餐再喝碗酸辣豆腐汤。

(3)合理分配三餐食量。三餐食物量的分配及间隔时间应与作息时间和劳动状况相适应。一般早、晚餐各占30%,午餐占40%为宜,特殊情况可适当调整。早餐除主食外至少应包括奶、豆、蛋、肉中的一种,并搭配适量蔬菜或水果。

(4)因地制宜。各地的饮食习惯及物产不尽相同,要有效地应用平衡膳食宝塔,因地制宜地充分利用当地资源。例如,牧区奶类资源丰富,可适当提高奶类摄取量;渔区可适当提高鱼及其他水产品摄取量;农村山区则可充分利用山羊奶以及花生、瓜子、核桃等资源。

(5)持之以恒。膳食对健康的影响是长期的。平衡膳食需要逐渐养成习惯,并坚持不懈,只有如此才能充分体现其对健康的重大促进作用。

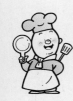

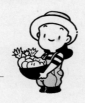

15.测一测您的膳食能否维持健康

维护人体健康、提高生活质量是大家都非常感兴趣的问题。最近,营养专家对很多家庭提出了下列问题,让我们自己测试一下,看看我们每天的膳食质量如何,能否维持自己的健康。为得到准确数据,回答时须实事求是。

(1)您在餐后是否吃水果?

(2)您在副食中吃绿叶或十字花科蔬菜,如菠菜、洋白菜、甘蓝、菜花或绿菜花吗?

(3)在副食中您吃莴苣、西红柿吗?

(4)您在一天中是否喜欢将新鲜水果、干果和罐装水果作为零食?

(5)您喜欢吃全麦面包或杂粮吗?

(6)您喜欢吃黄红色的蔬菜,如胡萝卜或辣椒吗?

(7)您常吃豆类食物,如大豆、豌豆或扁豆吗?

(8)您常用洋葱、大蒜来作为调味品并替代一部分食盐吗?

(9)您吃深海中的鱼类,如金枪鱼、三文鱼与沙丁鱼吗?

(10)您吃柑橘类水果,如柚子、橙子或橘子吗?

(11)您将瓜子、花生或其他干果作为零食或放在午餐或晚餐中吃吗?

(12)您吃割去肥肉的红烧肉或用大豆制品、豆类食物或豌豆作为补充铁的来源吗?

（13）您吃低脂奶类食品，如低脂酸奶或低脂牛奶吗？

（14）您在饭馆进餐时，也点蔬菜吗？

（15）您在烹调时，用葵花子油、橄榄油或豆油替代猪油或牛油吗？

（16）您饮用水果汁或蔬菜汁吗？

在上述 16 个问题中，每个问题有 3 种答案。①经常吃(几乎每天都吃)，计 2 分。②一般吃(1~2 周吃一次)，计 1 分。③很少吃或不吃(1 个月内偶尔吃一次或不吃)，计 0 分。

如果您的分数是 0~10 分，那表明您选择的食物有问题。因此，您必须仔细检查您的膳食，并选择所提问题中分数高的食物来食用。这一措施不必急于求成，要逐渐改变。

如果您的分数是 11~21 分，那表明您所选择的食物基本是对的，但还可以做得更好。最好您每天都选择或大部分选择吃分数最高类的食物。

如果您的分数是 22~32 分，那表明您所吃膳食中的营养素已经相当好了，一般不必再补充维生素或保健食品，但希望您能够保持下去。

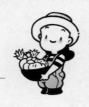

第二部分　社区健康人群的营养

16.婴幼儿最易缺什么营养素

(1)热能。热能由蛋白质、碳水化合物及脂肪代谢后提供。如摄入量少会引起热能供应不足,短期内表现为体重不增或增长缓慢,长期则导致营养不良。

(2)蛋白质。蛋白质主要由动物性食物或奶类提供。新生儿出生后如果母乳不足采用人工喂养,而又主要以米粉冲成米糊或用麦乳精、甜炼乳喂养等,就容易造成蛋白质不足性营养不良。这些婴儿外观上不瘦,但肌肉不结实,生长发育缓慢,平时多病。

(3)维生素 D。即使是母乳喂养儿也易缺乏维生素 D,母乳喂养需及时补充,而牛奶喂养者则更需补给。婴幼儿缺乏维生素 D,将影响骨骼发育,易患佝偻病。

(4)铁。铁是造血原料之一。小儿出生后由母体获得的铁在体内贮存,可以供出生后 3~4 个月之需。如果 4 个月后不及时补充含铁丰富的食品则会出现营养性缺铁性贫血;鱼、肉类、猪肝、动物血中含铁量多而且吸收率高,大豆中的含铁量也不低。维生素 C 可以促进铁的吸收,应给婴儿适当补充。

(5)钙。钙为骨骼中的重要成分。小儿正在生长发育阶段,对钙的需要量比成人多。母乳中的钙含量虽低,但钙、磷比例适当,吸收率高;牛乳中的钙含量虽然比母乳高,但因磷含量高,会影响钙的吸收。钙的吸收有赖于维生素 D 的作用,缺乏维生素 D 时,会使钙的吸收减少。

17.个子长高有秘方吗

想让孩子长高,应从婴幼儿做起。必须在生长发育期间,通过提供充足、合理的营养,提高睡眠质量,加强运动等途径,为孩子长高创造有利条件,不为孩子留下个子矮的遗憾。那么具体的秘方是什么呢?

(1)不挑食。人的长高过程有两个高峰期,一个是婴幼儿时期,另一个则是青春期。在这两个时期要给孩子多吃些富含各类营养的食物,如豆类制品、蛋、鱼虾、奶类、瘦肉等,富含维生素 C 和 A 以及钙等无机盐的蔬菜、水果等。尤其是钙,给幼儿和学龄儿童添加适量的钙质和鱼肝油,这对长个子是很有益处的。

(2)保证充足的睡眠。科学家们发现,生长激素出现分泌高峰是在孩子睡眠时(晚 10 点以后),而且持续较长时间。希望孩子长个子,一定要在晚上 10 点以前就寝。充足的睡眠是促进宝宝长高的重要途径。孩子只有睡得好才能长得高。

（3）多选有利于长个子的运动。孩子的活动应当选择轻松活泼、自由伸展和开放性的项目，比如游泳、舞蹈、羽毛球、乒乓球、单杠等。而那些负重、收缩或压缩性的运动，比如举重、举哑铃、拉力器、摔跤、长距离跑步等，对身高增长是不利的。

（4）保持愉快的心情。影响孩子生长的重要的生长激素，在睡眠和运动的时候分泌较高，在情绪低落的时候分泌较少。如果您的孩子经常受到批评、责备，处于父母争吵的环境中，长期心情压抑、情绪低落，就会严重影响孩子长个。

18.小儿龋齿与糖有何关系

龋齿是儿童最常见疾病之一，即通常所说的"虫吃牙"或"虫蛀牙"。龋齿是怎么发生的呢？它的形成与糖有一定的关系，是细菌、饮食、牙和唾液之间相互作用的结果。

正常情况下，人们口腔内有细菌存在，如乳酸杆菌、变形链杆菌等。牙齿表面凸凹不平，进食后残余的食物和糖滞留在牙齿凹陷、不易清除的部位，口腔内的细菌将糖分子分解，产生为不溶解的粘多糖类，经过细菌发酵产生乳酸甲酸、乙酸，这类物质能腐蚀坚硬的牙釉质，使矿物质溶解。又由于这类酸性物质产生得很少，所以破坏过程很缓慢，它可以使牙变色变质。变色是牙齿由白变黄或深黄，变质就是牙釉组织变软，逐渐崩溃塌陷，最后形成龋洞。近年来研究证实,无论是精制的甜食糖果,还是天然存在于水果及果汁中的糖以及淀粉类食物,都具有致龋性。淀粉类食物在口腔内滞留时间比其他糖类都要长,因此对牙齿的损害更大。

我国儿童龋齿患病率为60%~90%,因此预防很重要。一是要养成良好的口腔卫生习惯。乳齿萌出后,家长就应帮儿童清洗口腔。3岁后应让儿童学会正确地刷牙,最好使用含氟牙膏。饭后应漱口,睡前刷牙更为重要。二是建立良好的饮食习惯。控制饮食中的糖,尤其是睡前不要吃糖和糕点,不要喝饮料等。另外,应积极开展口腔保健工作,定期为儿童进行龋齿的预防和早期治疗。

19.防止孩子感冒的种种食物

(1)母乳。母乳含有对呼吸道黏膜有保护作用的几种免疫球蛋白,尤以分泌型 IgA 最多,另外两种 IgM 和 IgG 含量亦不少,还有一定量的对感冒病毒等有抑制作用的溶菌酶、乳铁蛋白、巨噬细胞等免疫因子。故母乳喂养的宝宝比起非母乳喂养的宝宝感冒的发生率低得多。这也是我们大力提倡母乳喂养的一个重要原因。

(2)富含维生素 A 的食物。儿科专家提出,冬春季节儿童体内缺乏维生素 A 是易患呼吸道感染疾病的一大诱因。给儿童增加含有丰富维生素 A 的食品,可减少患病危险和死亡率。美国科学家认为,维生素 A 是通过增强机体免疫力来取得抗感染效果的。富含维生素 A 的食物有动物肝、奶类等。必要时可口服维生素 A 制剂，婴儿每日1500~3000 单位，年长儿每日 3000~5000 单位。

（3）富含锌的食物。锌元素是不少病毒的"克星"，如流感病毒等。肉类、海产品和家禽含锌最为丰富。此外，各种豆类、坚果类以及各种种子亦是较好的含锌食品，可供选用。

（4）富含维生素 C 的食物。维生素 C 能将食物内蛋白质所含的胱氨酸还原成半胱氨酸。半胱氨酸是人体免疫大军的重要成员，还是抗体合成的必需物质，故维生素 C 有间接地促进抗体合成、增强免疫的作用。各类新鲜绿叶蔬菜和各种水果都是补充维生素 C 的好食品。

（5）富含铁质的食物。研究发现，体内缺乏铁质，可引起 T 淋巴细胞和 B 淋巴细胞生成受损，表现为数量和质量下降，吞噬功能削弱，免疫功能降低等变化。而富含铁质的食物可使上述不利变化得到纠正，此类食品有动物血、奶类、蛋类、菠菜、肉类等。

20.怎样给孩子烹调胡萝卜

胡萝卜里含有丰富的胡萝卜素。在体内，胡萝卜素可以转变成维生素 A，增强人体的抵抗力，故有"赛人参"的雅号。但胡萝卜有特殊的味道，孩子往往不喜欢吃。要提高胡萝卜素的吸收利用率，烹调方法有很大讲究。那就是，烹调胡萝卜时宜注意"掺"、"碎"、"油"、"熟"这几个字。

（1）"掺"：胡萝卜与肉、蛋、猪肝等搭配着吃，可以消除胡萝卜的味儿。

（2）"碎"：胡萝卜植物细胞的细胞壁厚，难消化，切丝、剁碎，可以破坏细胞壁，使细胞里的养分被吸收。另外，弄碎了，孩子也就没法把它挑出来了。

（3）"油"：在体内，胡萝卜素转变成维生素 A 得有脂肪作为"载体"。没有加油，同样多的胡萝卜素，转变成维生素 A 的比例会大打折扣。

（4）"熟"：胡萝卜不宜生吃。可以蒸熟后掺和在其他水果中榨汁喝。

21.儿童不宜吃哪些食品

（1）含咖啡因的饮料。咖啡因对中枢神经系统有兴奋作用，对人体有潜在的危害。由于儿童处在身体发育阶段，体内各组织器官尚未发育成熟，抵抗力和解毒功能弱，咖啡因对儿童的危害会更大一些。所以，儿童不要多喝含咖啡因的饮料。

（2）罐头食品。罐头食品在制作过程中都加入了一定量的食品添加剂，如色素、香精、甜味剂、保鲜剂等。添加剂有微量毒性，对成人影响不大，对正在发育时期的儿童则有很大影响，不仅损害身体健康，而且容易造成慢性中毒，故儿童不宜多吃罐头食品。

（3）人参食品。市场上有不少人参类食品，如人参糖果、人参麦乳精、人参奶粉、人参饼干以及人参蜂王浆等。人参有促进性激素分泌的作用,儿童食用会导致性早熟,严重影响身体的正常发育,因此建议儿童不要食用。

(4)泡泡糖。泡泡糖中含有增塑剂等多种添加剂,对儿童来说,这些添加剂有微毒,其代谢物苯酚也对人体有害。孩子经常咀嚼,对身体有潜在危害。另外,儿童吃泡泡糖的方法往往很不卫生,容易造成疾病传播和牙齿变形。

(5)茶。茶叶中含有鞣酸成分,它可以使铁质沉积,并将二价铁氧化成三价铁,影响铁的吸收,造成人体缺铁。儿童体内长期缺铁,不仅会发生贫血,而且会影响智力发育,导致理解力、记忆力低下,因此儿童不宜饮茶。

22.益脑增智的食物有哪些

(1)大枣。含有多种蛋白质、钙、磷、铁等,有养血安神、提高智力的作用。

(2)核桃。含有丰富的亚油酸以及多种微量元素,是大脑的良好营养品。很早以前我国民间就流传常吃核桃健身补脑的习俗。

(3)动物的脑。含有多种磷脂、氨基酸等大脑所必需的营养物质,可以改善记忆。如猪脑富含蛋白质、脂肪、铁、磷,具有补脑髓、益虚劳的功效。

(4)黑木耳。含有丰富的铁、钙,可润肺补脑、健神强智。

(5)银耳。含有17种氨基酸,可补肾健脑,其性凉,适合于阴虚者。

(6)蘑菇。是多糖类物质,富有多种氨基酸,具健胃、益智的作用。

(7)深海鱼。如鳕鱼、鲨鱼、鲍鱼富含维生素 D_3,可补充大脑所需的养料,有健脑、补脑之功效。

(8)枸杞子 富含胡萝卜素、钙、磷、铁和多种维生素,可补肝肾,具有益脑健智的作用,其性平,没有副作用。

23.孕吐期间吃些什么

妇女怀孕早期常出现一些妊娠反应,如恶心、呕吐等胃肠道反应,以晨起和饭后最为明显。孕吐期间的饮食,应在不妨碍身体健康的前提下,尽量适应孕妇口味,提供她喜好的食物。膳食原则为易消化、少油腻、味清淡、少食多餐。吃饭时尽量不喝饮料或水,忌用酒类和强烈的刺激品。起床前可吃些干的食物,如烤馒头片;如果对甜食能耐受,可吃些巧克力、果酱、蜜饯等,以提高热能摄入。孕吐较轻者,可适当吃些鸡蛋、鱼虾及豆类制品,如煮鱼片、盐水虾、沙拉等少油清淡的含蛋白质丰富的食品,以增加蛋白质的摄入量;呕吐严重者,应多吃蔬菜、水果,或给予清淡爽口的食物,如藕粉、稀粥、豆浆、酸奶、蛋类等。应适当给予碱性食物,同时给予足够的 B 族维生素及维生素C,以减轻妊娠反应。

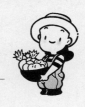

24.妊娠期间营养要注意什么

妊娠期间孕妇的合理营养应选择较广的食谱，要做到精细搭配、荤素并用、蔬菜水果兼有，从而起到全面合理营养的作用。具体应注意以下几点。

(1)营养应丰富充足。孕期食物的质和量都要增加，以保证孕妇的需要和胎儿生长发育的需要。要避免偏食，要比平时摄入更多的营养平衡食物。热能的摄入量要比妊娠前期增加约8%,妊娠后期要增加约20%。营养专家指出,妇女在妊娠期间应关注以下几种物质:蛋白质、钙、磷、铁、碘、维生素 B_1、维生素 B_2、维生素 C、维生素 A、维生素 D、维生素 E 以及叶酸。但是,也要避免暴饮暴食,因为营养摄入过多会使孕妇肥胖，胎儿过大，容易造成难产，并且可能成为妊娠中毒症、难产的原因,中老年妇女的肥胖亦与此有关。

(2)注意平衡膳食。即每种营养素的供给，既不能太少,也不能过多,而且要多样化,各种营养素之间要有适宜比例,不能偏食。因为偏食不能保持营养物质的供给平衡,容易造成营养不良。积极预防贫血,要摄入充分的富含铁的食物,如瘦肉、鱼类、蔬菜(菠菜等)、动物肝脏、大豆制品等。

(3)多摄入富含维生素类的食物。维生素是调节孕妇状态和胎儿生长发育不可缺少的营养素。要经常食用新鲜蔬菜、水果、海藻类食物。这些食品还有通便等作用。妊娠时如发生便秘,会压迫子宫,并且由于体内激素的关系使肠蠕动减缓。在这种情况下,预防的对策是多摄入富含纤维的食物,多饮用牛奶和乳酸饮料。

(4)妊娠各期的膳食应有所不同。妊娠早期(0~3个月),胎儿生长慢,所需营养与平时差不多,但要克服恶心、呕吐反应,保持心情舒畅,坚持进食;难以进食时,不要强制进食;当有食欲时,要选择喜欢吃的食物;在正常情况下,当妊娠呕吐减轻时,要考虑营养平衡的膳食。

妊娠中期(4~7个月),孕妇的食欲大增,胎儿生长加快,除了一日三餐外,可于下午加一餐。此期容易发生便秘,应多吃蔬菜和水果;水肿也常见,饮食宜偏淡,防止水潴留。

妊娠后期(7~9个月),胎儿生长最快,要贮存的营养素也特别多,此期要多吃些动物性蛋白质、含维生素类的蔬菜、水果,对胎儿的生长和产后哺乳将有一定的促进作用;由于胃受到压迫,每餐的进食量减少;每日的进餐次数增加至4~5次,要注意避免发生营养缺乏。

(5)讲究饮食卫生,注重科学饮食。应忌食不洁、过咸、过甜或刺激性的食物。过咸的食物可引起或加重水肿,并可能与妊娠中毒症的发生有关。过甜或过于油腻的食物可致肥胖。孕妇食用的菜和汤中一定要少加盐,并且要注意少吃含盐分较多的加工食品。特别是怀孕7个月以后,要尽可能避免摄入浓茶、咖啡、酒及辛辣调味品等刺激性食物,以免大便干燥。有吸烟、饮酒习惯的妇女,怀孕后为了胎儿的健康,要绝对禁烟和禁酒。

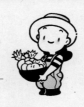

25.产妇喝红糖水有何好处

我国民间世代相传产妇分娩后均要喝红糖水,那么产妇喝红糖水有何好处呢?据分析,每100克红糖含铁2.2毫克,钙157毫克,并含有较多的锰、锌、硒、及烟酸等微量元素和维生素,其中含硒4.2毫克,这些都比白糖的含量高。中医认为,红糖性温味甘,具有益气补血、活血化淤、健脾暖胃、化食散寒的功效。针对妇女产后失血服用大有裨益,并有利于恶露排泄,缓解腹冷疼痛,有利于子宫收缩与复原。但不宜食用时间过长,一般饮用7~10天即可。另外,喝红糖水应煮沸沉淀后再喝,每次要适量,否则会影响食欲和消化功能。

26.乳母的营养需要多少

(1)热能。除乳母本身热量消耗外,还有乳汁的热量消耗。一般每100毫升乳汁需热量约60千卡,每日分泌乳汁平均为800毫升需能量约500千卡,故应在乳母原热能消耗的基础上额外再补充乳汁的热能。一位从事轻体力劳动的乳母全日大约需热量3000千卡。

(2)蛋白质。蛋白质有利于乳汁的分泌,如蛋白质严重缺乏将影响乳汁的蛋白质含量。一般应在乳母蛋白质供给量的基础上再增加20克蛋白质,以90~100克为宜。

（3）钙。钙是乳母必须摄入的重要元素，乳汁中应含一定量的钙。如乳母食物中钙摄入不足，则乳母以体内储备的钙作为来源，体内出现钙的不足，时间长了乳母可发生骨质疏松症。因此，营养专家建议乳母每日摄入的钙要达到 1200 毫克或更高些。可以多食用奶制品、动物的骨粉和钙片，同时，要注意摄入充足的维生素 D，以利于钙的吸收。

（4）水。乳母饮食中的水分要充足，因乳汁排出的水分每天在 750 毫升以上，所以乳母的一部分食物以汤的形式进食是有利的，尽可能食用一些鲜汤，如鱼汤、骨头汤、菜汤、豆汤或者各种粥，其中牛奶是乳母的最佳食品。

（5）其他。铁应每日达到 25 毫克、碘 200 微克（可用碘化盐），维生素 A 等均应满足。维生素 B_1、B_2 对乳母也很重要。维生素 B_1 摄入充足有助于乳汁的分泌，建议每日供给维生素 $B_1$1.8 毫克，维生素 $B_2$1.7 毫克或更多些，维生素 C 每日 130 毫克，尼克酸每日 18 毫克，叶酸每日 500 毫克。食物中的谷类、动物肝脏以及蔬菜水果中维生素含量均较丰富，要注意补充摄入。总之，乳母的营养应同样具备平衡膳食的要求，才会对乳母体和婴儿的健康有益。

27.中年人营养保健应注意什么

合理膳食要牢记，一二三四五六七；

一袋牛奶二两米，三份蛋白四言句；

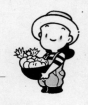

五百克菜六克盐,七杯开水喝到底。

"一"指每天一袋牛奶或豆奶;

"二"指每顿饭二两主食,每天六两到一斤;

"三"指每天三份高蛋白(一两瘦肉,或半两黄豆,或二两豆腐,或一个鸡蛋);

"四"指四句话:"有粗有细,不甜不咸,三四五顿,七八分饱";

"五"指每天五百克(1斤)新鲜蔬菜水果,以绿色、红色和黄色蔬菜为宜;

"六"指每天盐的摄入量以六到九克为宜;

"七"指每天喝七杯水(200毫升一杯)。

28.怎样选择食物才能达到平衡膳食

一个合理平衡的膳食必须包括四大类食物。

(1)谷、薯类食品。含有较多的碳水化合物,是热能的主要来源,常用的有大米、小米、玉米、面粉、马铃薯、红薯等。一个人每天需要 300~500 克这类食品。一般谷类供给热能占全日热能的 60%~70%比较合理。

(2)肉、蛋类食品(其中也包括奶类、豆制品)。它是供给蛋白质的重要来源。这些食品所含的人体必需氨基酸全面,所以称优质蛋白。每日必须选择一部分食用,补充谷类蛋白的不足。

(3)菜、果类食品。新鲜蔬菜水果是无机盐、维生素、膳食纤维的重要来源,它可以维持体液的酸碱平衡。每人每日以吃 400 克蔬菜、200 克水果为宜。

(4)油脂类(包括坚果)食品。油脂可以补充热能,提供必需脂肪酸和促进脂溶性维生素的吸收。每日要用适量的油脂烹调食物,主张食用植物油。中老年人不宜食用动物油。

以上四类是构成平衡膳食必需的食品。四类食品在每日三餐中要合理搭配,使每餐的食物做到粗、细、干、稀、荤、素平衡搭配,使食物多样化,以达到营养素全面、比例协调,满足机体的需要。

29.更年期妇女的饮食要注意什么

(1)注意钙和维生素 A、D 的摄入。由于更年期妇女卵巢功能降低,雌激素缺乏,可造成骨质疏松,故在平衡膳食基础上,应特别注意钙、维生素 A 和 D 的摄入,可食用牛奶、豆类制品、虾米皮、芝麻酱、海带、沙丁鱼、动物肝脏等。

(2)糖类食品和油脂摄入不宜过多,以免造成糖代谢异常以及引起高血脂、高血压、冠心病的发生等。烹调油要适量,少食油炸食品及含胆固醇高的食品。

(3)多吃蔬菜、水果,饭菜宜清淡少盐,并注意多吃粗粮或保健食品,以增强机体免疫力。

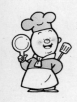

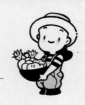

30.老年人饮食要注意哪些问题

（1）总热量不宜过高。热量要适应活动量的需要,其中提供热量的主食不宜食得太多,油脂也要控制,少吃或不吃动物脂肪。

（2）蛋白质摄入量不宜过多。尤其是选择乳、蛋、鱼、肉等动物蛋白,摄入过多会使肾脏负担加重,含胆固醇高的食物也应少吃。

（3）注意维生素和微量元素的摄入。如钙、铁、维生素A、胡萝卜素、维生素B和维生素C等,多选择这些维生素和微量元素含量高的食物。必要时可用药物补充。

（4）不宜吃得过饱。如果营养不足,可以少食多餐。三餐调匀,不暴饮暴食,要细嚼慢咽。食物要易于消化,避免生冷食物。

（5）饮食宜清淡。少吃甜食和糖类食品,盐也不宜摄入过多。

（6）少饮酒,适量饮茶。蔬菜、水果可多吃,保证膳食纤维摄入。

（7）经常称体重,保持理想体重。

31.老年人每日饮食应如何安排

（1）食物的质和量。一日主食量一般掌握在250~300克,不宜过多。牛奶每日250~500毫升,最好饮用酸奶;

鸡蛋1~2个;肉类100克;豆腐类100克;蔬菜400~500克;植物油20~30克;盐5~6克;水果1~2个。将这些食物合理地安排在三餐中。

(2)三餐的分配。坚持"早餐要吃好,午餐要吃饱,晚餐要吃少"的原则。早餐食物要丰富些,既有蛋白质食品又有主食;晚餐食物不仅要清淡,而且量要少;午餐食品花样要多,粗细搭配,有干有稀,并可多吃一些有保健作用的食品(如豆类制品,有软化血管、降低胆固醇的作用),还可用木耳、银耳、海带、紫菜、香菇、蘑菇类食物配上肉和青菜,以提高饮食质量。肉类食品可多选用鱼肉。

(3)餐次安排。每日4~5餐,3次正餐之外可加1~2餐。加餐可用酸奶、水果等小食品,饭后不再吃甜食。老年人睡前可饮用牛奶,这对睡眠有好处。

(4)烹调方法要少用油,使食物清淡易消化,少吃辛辣重味、油炸食品,不暴饮暴食。

总而言之,老年人的饮食应当是低热量、充足的蛋白质、少量脂肪、多种维生素和无机盐的平衡膳食。对于60岁以上的老年人,可按每日的活动量合理安排饮食。

32.摄入过量的铝会导致老年痴呆症吗

铝的性质活泼,极易与其他物质发生化学反应,而后可随食物进入人体。当人体对铝的摄入量超过正常量的5~10倍时,即可抑制消化道对磷的吸收,导致钙、磷比例失调,影响骨骼的生长发育;还可抑制胃蛋白酶的活性,使胃酸降低,造成消化功能紊乱。长期过量摄入铝,会产生毒性作用。近年来医学专家在研究老年精神病时发现,许多老年性痴呆或精神异常病人脑内含铝量较正常人高10倍,严重的甚至高达30倍。经过长期实验证实,食品中含铝过高将导致人早期衰老,铝在脑组织中蓄积,可引起大脑神经和行为退化,出现记忆力损害、智力减退和性格的改变,严重者可引起老年性痴呆。由此可以看出,铝的摄入与老年性痴呆有一定的关系。

因此,人们在日常生活中应重视摄入铝的问题。如一些铝制的餐具(铝锅、铝盆、铝壶等)接触酸、碱、盐后,铝就会大量地溶解进入食物中。还有明矾(硫酸铝钾)、磷酸铝钠加入面包、蛋糕、油条等食物中作为膨松剂而使食品中铝含量增加,长期食用这些食品(如油条、油饼),可能会造成铝在体内蓄积。老年人新陈代谢功能差,铝元素易在大脑中蓄积而致老年性痴呆或精神异常。因此,特别提倡采用铁制的锅或者搪瓷、砂锅以及不锈钢锅等餐具烹调,并注意剩菜、剩饭不要较长时间地存放在铝制餐具中,避免铝溶解于其中。

33.多吃鱼能益寿健脑吗

研究表明,老年人多吃鱼能益寿、健脑。鱼中含有较高的二十碳五烯酸(简称 EPA)、二十二碳六烯酸(简称 DHA)、氨基乙磺酸等物质。EPA 是一种高度不饱和脂肪酸,具有调节体内脂肪代谢、抗血小板凝集、抗血栓形成、降低血胆固醇含量的作用。常摄食 EPA 含量多的鱼可以有效地防止动脉硬化,预防血栓的形成。DHA 是一种多价不饱和脂肪酸,它有调节血脂的作用,能显著降低血中的甘油三酯,减少患心血管病的几率。DHA 也是脑神经细胞必需的营养物质。在老年期,DHA 有助于延缓大脑萎缩、改善记忆力,DHA 有可能成为预防老年痴呆症的主要物质。 由于人体内不能直接合成 DHA,因此 DHA 主要从食物中获取。鱼类 DHA 的含量较高,尤其是海鱼、淡水鱼,如鲑鱼、金枪鱼、鲢鱼、鳊鱼等鱼的鱼油,含有丰富的 DHA。氨基乙磺酸是一种含硫的氨基酸, 一般的鱼都含有这种物质。有研究发现,氨基乙磺酸的作用有多种,如它是胎儿和新生儿大脑正常发育所必不可少的物质;具有维持血压正常的功能, 可使血液中的低密度脂蛋白胆固醇减少、高密度脂蛋白胆固醇增多,从而防止动脉硬化,有效地防止心脑血管疾病的发生。另外,它还有促进胰岛素分泌、抑制血糖上升和促进荷尔蒙分泌的作用。

34.为什么节制饮食能长寿

《黄帝内经》云:"饮食有节……度百岁乃去",而"饮食自倍,脾胃乃伤",说明节食与健康长寿有密切关系。据世界五大长寿乡的饮食调查发现, 巴基斯坦罕萨长寿老人日平均摄入总热量为 1600 千卡;南美厄瓜多尔的比尔卡巴旺长寿老人日平均摄入总热量 1200 千卡;格鲁吉亚长寿老人日摄入总热量 2000 千卡左右;我国广西

巴马和新疆的阿克苏与和田地区的长寿老人日平均摄入总热量 1500 千卡。这些世界长寿乡的老人具有共同的饮食特点就是"食不过饱"，五大长寿乡平均每日摄入热量为 1640 千卡。这说明除合理营养外，适当节制饮食与长寿有一定关系。

那么，为什么节食会使寿命延长呢？节制饮食不仅能减轻肠胃负担，而且由于机体处于半饥饿状态，植物神经、内分泌和免疫系统受到了一种良性刺激。这种良性刺激可以调动人体本身的调节功能，促进内环境的均衡稳定，增强免疫力，神经系统的兴奋与抑制趋向平衡，从而大大提高了人体的抗病能力。美国麻省理工学院的生物分子学家研究发现，人体老化与一种称作"压制信息调节器"（SIR_2）的基因有关。SIR_2 基因是决定长寿的关键因素。SIR_2 的工作原理是除去一种名叫乙酰基的化学物质，从而使细胞 DNA 链紧密缠绕在一起，减慢了细胞核中遗传垃圾的积聚，延缓细胞的死亡。把 SIR_2 与缠绕在一起的酵母基因和 NAD（一种在新陈代谢过程中非常重要的物质）结合起来，可以清除乙酰基。因此，NAD 和 SIR_2 的共同作用减慢了老化速度。当限制热量摄入时，需要代谢食物的 NAD 随之减少，激活 SIR_2 的 NAD 也就相应增多，SIR_2 对细胞中其他基因的压制越多，细胞的寿命就越长。这意味着，节食与长寿之间存在着关系。

35.老年人饮用牛奶腹泻怎么办

饮用牛奶对老年人健康有益。但很多老年人在饮用牛奶后会出现腹胀、腹泻。这是怎么回事呢？原来牛奶中的乳糖在正常情况下,经小肠乳糖酶的作用被消化吸收,但乳糖酶随年龄的增长,活性会逐渐降低。若饮用牛奶后,乳糖不能被分解而停留在大肠内发酵,产生水、二氧化碳和乳酸,就会引起腹胀、腹泻。汉族人中乳糖酶缺乏的比例较高,为75%~92.4%。那么,老年人遇到这种情况该怎么办呢？可以采用一些办法,使之逐渐适应饮用牛奶,如一次饮用不超过250毫升,一般不会产生症状。另外,可改饮酸奶或奶酪。酸奶中含有β-半乳糖苷酶,有助于乳糖消化。酸奶中的乳糖经发酵后减少了近1/5,容易消化,经较长时间饮用后,肠道就会逐渐适应奶类食品。

36.防止老年人便秘有什么好办法

(1)多食用膳食纤维。富含膳食纤维的食物包括粗杂粮如燕麦、杂豆、糙米;蔬菜如根茎类、叶菜或生食的萝卜、瓜类等;水果如苹果、香蕉、红枣等。近年有研究证明,魔芋精粉对治疗便秘有明显效果。魔芋是一种天然的高分子化合物,有效成分是葡萄甘露聚糖,它不易被消化液水解,进入胃肠产热量很低并有很强的吸水性,还含有可溶性膳食纤维,食后可吸附胆固醇,阻止各种有毒物质和

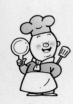

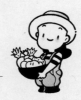

致癌物质的侵害。因此,它具有通便、降脂、降糖、防癌的功能。一般便秘病人每日食 5~10 克即可奏效。

(2)多饮水。在进食高膳食纤维的同时,应大量饮水,以利于大便变软而易于排出。清晨空腹饮 1~2 杯淡盐水也有一定的帮助。

(3)少吃强烈刺激性的食物,如辣椒、咖喱等调味品。

(4)适当多食植物油和坚果,如芝麻、核桃,其他如蜂蜜、牛奶、酸奶对某些便秘病人也有一定疗效。

37.长寿老人的膳食有何特点

据世界五大长寿乡居民的饮食调查发现,长寿的主要原因除遗传、精神生活诸因素外,与饮食关系密切。总结起来是饮食清淡,结构合理,营养平衡。具体有以下几个特点。

(1)低热量饮食。热能的摄入平均每日为 1640 千卡,相当于一般老年人摄入热量的 74.5%。

(2)杂食。以玉米为主食,也吃粗小麦粉,搭配薯类、豆类等,充分发挥蛋白质的互补作用。食物纤维摄取量高于其他地区。也有兼喝牛、羊奶,吃少量牛羊肉、蛋类、豆腐等,蛋白质摄入较适当。以素食为主,荤素搭配。

(3)多吃鱼。吃鱼多于吃其他动物肉。鱼中含有能使细胞新生的核酸,还可使血液变清、流通更畅,可预防心肌梗死等心血管疾病。

(4)饭菜清淡。吃盐、糖偏低,以植物油烹调为主,少吃动物油。

（5）多食果蔬及具有保健作用的食物,如酸奶、洋葱、无花果、蜂蜜、核桃等,这些食品具有抗衰老、抗癌的作用,对健康长寿起到了有益的作用。

（刘　巍)

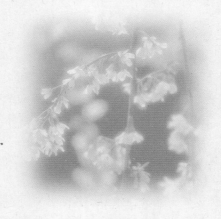

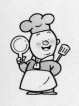

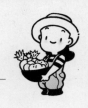

第三部分　社区常见疾病及营养

38.什么情况下适合流质饮食

　　流质饮食是指质地为流体或在口腔中能融化为流体的饮食。主要适用于极度衰弱、无力咀嚼食物的重症病人。如高热、急性传染病、口腔疾病、食管狭窄、大手术后、急性消化道疾病等。

　　流质饮食的配制可选用甜味或咸味，但不宜过甜或过咸，选用的应是没有刺激性的食物，如豆浆、水蒸蛋、蛋花汤、藕粉、菜汁、豆腐脑、米汤、牛奶等。对于急性期病人不宜选用过于油腻或产气多的食物，以免引起消化不良和胃肠胀气。流质饮食宜少量多餐，每天6~7次，每次200~250毫升。由于流质饮食所提供的能量、蛋白质及其他营养素均不足，所以流质饮食只能短期或过渡期应用，如果需要长期应用时必须增加能量、蛋白质等的摄入量。可以采用营养平衡、成分丰富、切碎剁烂的口腔流食或匀浆食(用搅碎机捣制而成)，或添加合格品牌的营养制剂，以补充营养的不足。

39.什么情况下适合半流质饮食

半流质饮食是一种比较稀软、易于咀嚼和消化、含粗纤维少、呈半流质状态的饮食。主要适用于发热、急性胃肠道疾病、咀嚼和吞咽不便、外科手术后、身体比较衰弱、食欲低下的病人。

半流质饮食可选用含膳食纤维少的食品，或在制作过程中去除过多的膳食纤维。应避免选择有刺激性的食品或调味品，如辣椒、花椒、姜、蒜等。配制时注意营养充足、平衡合理，同时要照顾病人的口味，做到味美可口。如虾仁粥、清蒸鱼、面条、嫩碎菜叶、面包片、面片汤、馄饨等。半流质饮食宜少量多餐，每天进食 5~6 次。

40.什么情况下适合少渣饮食

少渣饮食也叫低纤维饮食，是一种含极少量膳食纤维和结缔组织的易于消化的饮食。目的是尽量减少纤维对消化道的刺激，减少肠道蠕动，减少粪便产生。主要适用于腹泻、肠炎、伤寒、痢疾、消化性溃疡、肠道肿瘤及肠道手术前后、食道静脉曲张等病人。

少渣饮食在选料时尽量少用含纤维多的食品，如粗粮、坚果、蔬菜、水果等，在配制过程中必须把所有食物切细剁碎、煮烂，蔬菜做成泥状，避免使用刺激性调味品，并且禁用脂肪过多的食物，如肥肉、油炸的食物，以免导致脂肪泻。少渣饮食每次进食数量不宜太多,少量多餐。长期吃少渣饮食对身体不利,需设法补充维生素 C 等营养素。

41.什么情况下适合多渣饮食

多渣饮食也叫高纤维饮食,是一种增加膳食纤维数量(每天约 20~35 克)的饮食。多渣饮食可以增强肠道蠕动,促进粪便排出,有利于降低血清胆固醇,预防结肠癌。主要适用于肠道蠕动力不强的便秘病人,误食异物如纽扣、硬币等需刺激肠道蠕动使异物排出的病人,以及冠心病、高脂血症、高胆固醇血症、糖尿病等病人。

多渣饮食的配制宜选用含纤维素多的食物,如韭菜、芹菜、大豆、水果、粗粮、麦麸、燕麦、竹笋、绿叶菜等。吃多渣饮食时,还要注意多饮水,可刺激肠道蠕动,蜂蜜、浓糖水、果酱、豆类等产气食物也能刺激肠道蠕动。需要指出的是,高纤维饮食并非多多益善,应适应病人的耐受程度,并注意避免其不良反应。

42.什么情况下适合限钠盐饮食

钠是维持机体水电解质平衡、渗透压和肌肉兴奋性的主要成分,一旦体内水、钠平衡的调节机制遭到破坏,就可出现水、钠潴留或丢失过多。限钠盐饮食是纠正水、钠潴留的一项治疗措施。食盐是钠的主要来源,因此限钠盐饮食以限制食盐(每克食盐含钠393毫克)为主。限钠盐饮食主要适用于高度浮肿、高血压、肝硬化腹水、充血性心力衰竭、肾脏疾病的病人。限钠盐饮食根据限制的程度不同可分为三种：

(1)低盐饮食。每天钠供给量2000毫克左右。在烹制或食用时允许加食盐2000~3000毫克或酱油10~15毫升,忌用一切咸食,如咸菜、甜面酱、咸肉、腊肠、松花蛋以及各种荤素食罐头等。

(2)无盐饮食。每天钠供给量1000毫克。除限制低盐饮食中的食盐和酱油外,其他同低盐饮食。

(3)低钠饮食。每天钠供给量控制在500毫克内。除无盐饮食的要求外,还要限制一些含钠量高的蔬菜(100克蔬菜含钠100毫克以上),如油菜、芹菜以及用食碱制作的发面蒸食等(可以用酵母代替食碱发酵)。

在限钠盐饮食的时候,钠的供给量应该随着病情的变化及时作出调整。限钠盐饮食"淡而无味",可采用番茄汁、芝麻酱等调料以改善口味,或用原汁蒸、炖以保持食物本身的鲜美味道,并在配膳方法上,注意菜肴的色香味以引起食欲。

43.什么情况下适合低脂肪饮食

低脂肪饮食是指限制脂肪摄入量的饮食。我国膳食结构中平均脂肪摄入每人每天50~70克,约占总能量的20%~30%。根据限制的程度不同,低脂肪饮食可分为四种:不含脂肪的纯糖类饮食;严格限脂肪饮食(每天脂肪摄入量不超过20克);中度限脂肪饮食(每天脂肪摄入量不超过40克);轻度限脂肪饮食(每天脂肪摄入量不超过50克)。

低脂肪饮食主要用于急慢性胰腺炎、胆囊疾病、肥胖症、高脂血症、肝脏疾病或有腹泻的病人。低脂肪饮食在配制过程中除选用含脂肪少的食物外,还应减少烹调用油,烹调时可用蒸、炖、煮、熬、烩、卤、拌等方法,禁用油炸、油煎食物。食物应清淡,少刺激性,易消化,必要时可少食多餐。

44.什么情况下适合低蛋白饮食

低蛋白饮食是指较正常饮食中蛋白质含量低的饮食,目的是尽量减少体内代谢产物,减轻肝脏和肾脏的负担,用较低水平的蛋白质摄入量维持机体接近正常生理功能的运行。主要适用于急性肾炎、急慢性肾功能不全、肝昏迷或昏迷前期的病人。

低蛋白饮食的蛋白质供应量应根据病情随时调整,每天供给蛋白质约为每公斤体重0.6~0.8克。长期食用低蛋白饮食的病人,在蛋白质限量范围内尽量选用优质蛋白质,如蛋类、乳类、瘦肉等。另外,还必须保证能量的供应,以减少机体组织的分解,可适当选用淀粉饮食,多吃蔬菜和水果,以补充维生素和矿物质,还要注意食物的色、香、味和多样化。

45.什么情况下适合低热量减体重饮食

低热量减体重饮食是指以平衡膳食为基础，热能供给低于机体的消耗量的饮食，目的是减少体内脂肪的贮存，从而减轻体重。适用于需减轻体重的病人或减肥者。

热量由食物供给，提供热量的营养素有碳水化合物、蛋白质和脂肪。对于需要减轻体重者，一般要求热能不低于每日 1005 千卡，减得过多、过猛，对健康不利，其中碳水化合物、蛋白质和脂肪所占热能比例分别为 45%~50%、20%~30%、20%~25%。食谱应定量，一般主食控制在每日 150~250 克，最好用粗粮代替部分细粮，副食应适当多用些富含蛋白质的食物，以减少人体蛋白质的分解，多吃富含水分的蔬菜，禁用坚果类及油炸食品，少用烹调油和甜食。一日三餐应定时定量、细嚼慢咽，做到早吃好，午吃七分饱，晚吃少。除三餐外不加零食和夜宵。

46.什么情况下适合高热量高蛋白饮食

高热量高蛋白饮食是指在平衡膳食的基础上，增加热量及蛋白质供给量的饮食，其增加数量根据病人的年龄、性别、活动情况和病情而定。成年人每天能量摄入量应在 2000 千卡以上，蛋白质每天每公斤体重不低于1.5 克，约 100~120 克，其中优质蛋白质要占 50%以上。

主要适用于结核病、严重营养不良、甲状腺功能亢进等消耗性疾病和手术前后、疾病恢复期的病人。

在饮食的配制过程中，应注意多用富含优质蛋白质的肉、鱼、鸡、蛋、乳、豆等食品，还需要适当增加烹调油和富含热能的食物。蔬菜、水果的选用也很必要。除三次正餐外，可加餐1~3次，要注意食物的搭配，不要将蛋白质在一餐中单独食用，而应与含热能的食物同时食用。对胃纳较差的病人可用体积小、含蛋白质浓度高的食品，以增进食量。

47.什么情况下适合高钙饮食

我国的膳食普遍存在着钙的摄入不足，达不到每日推荐的供给量，故应增加膳食中钙的含量，改变烹调的方法，提高钙的利用率。高钙饮食特别适用于儿童、青少年、孕妇、乳母及老年人。在食物选择时，应选用含钙较多的食品，如乳类、黄豆、绿叶蔬菜、海藻类、虾米、带骨小鱼、芝麻、黑木耳等。提倡食物的多样化。当然，还不能忘记肝、蛋等富含维生素D的食物，并且注意多晒太阳，建立健康的生活方式，适当运动等。

48.高血压病人为何要限盐

流行病学调查和临床观察都显示食盐摄入量与高血

压的发生有密切关系,高钠摄入可使血压升高,而低钠饮食可降低血压。动脉血压的形成是心室射血和外周血管阻力两者相互作用的结果。人体摄入含钠较高的食物会增加钠的吸收和钠在体内的蓄积,导致血容量增加,从而使心室射血增加,血压升高。同时,血钠还会增加血管对升压物质的敏感性,引起外周小动脉痉挛,外周血管阻力增高,导致高血压以及并发症的发生和发展。另外,过多的盐摄入会影响降压药的效果和增加药物的用量。

我国居民每天摄入的盐(包括食盐,酱油,腌制品如咸蛋、咸鱼、腊肉、酱菜以及食物本身所含的钠等)普遍偏高,平均每天 10~15 克,是世界卫生组织(WHO)推荐的每日食盐量(5~6 克)的 2 倍,这对防治高血压不利。高血压病人食盐应控制在每天 2~5 克 (相当于每月用盐 1~3 两)的水平,并且要长期坚持。如果伴有心功能不全或肾功能不全,则需要进一步限制盐的摄入,以减轻心、肾负担。

49.常用食物中钠的含量有多少

不同食物含钠量各不相同,常用食物(以 100 克可食部分计)含钠量如下。

(1)含钠量在 50 毫克以下:面粉、玉米、大麦米、高粱米、稻米、荞麦面、薏米、西米、无盐面包、无碱馒头、面筋、干豆类豆腐、豆浆、腐竹、油豆腐、马铃薯、山药、毛豆、青

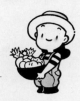

豆角、芦笋、豇豆、韭菜、豌豆、青蒜、蒜苗、蒜黄、西红柿、萝卜、苋菜、洋葱、小葱、茄子、茭白、龙须菜、荠菜、鲜蘑菇、瓜类、冬菇、核桃、桃、杏、杨桃、草莓、樱桃、西瓜、葡萄、柚子、橙子、柠檬、牛肉、猪肉、小黄鱼、白鲢、黄鳝、对虾、青蟹、蜂蜜、果酱、无盐人造黄油、代乳品、藕粉、烹调油、蔗糖。

（2）含钠量在50~100毫克之间：玉米粉、燕麦片、黄豆芽、冰淇淋、扁豆、圆白菜、胡萝卜、甘蓝、黄瓜、莴苣、甜薯、白萝卜、大白菜、小白菜、太古菜、油菜、藕、枣、栗子、鸡、鸽子、羊肉、野兔、猪舌、猪肚、鲤鱼、草鱼、鳗鱼、比目鱼、鲑鱼、鳟鱼、大黄鱼、色拉油、番茄酱。

（3）含钠量在100毫克以上：挂面、切面、苏打饼干、加碱馒头、油饼、油条、脆麻花、紫菜头、芹菜、金花菜、红萝卜、菠菜、茴香、芥菜、水萝卜、生菜、茼蒿、无花果、动物内脏和脑、鸭肉、鹅肉、火腿、咸肉、香肠、蛤贝、甜面酱、黄酱、酱油、虾油、味精、榨菜、冬腌菜、紫菜、豆腐干、豆腐皮、鱼干、炸豆面丸子、熏鱼、鱼子、带鱼、大虾米、海米、鱼肉罐头、鸡蛋、鸭蛋、松花蛋、牛奶。

50.如何调节膳食中的钠盐量

人体离不开盐，但并非吃得越多就越好。其实人体每天需要的钠量有2克就足够了，相当于5克食盐的钠含量。很多研究发现，食盐摄入过多对健康不利。每天食盐

JIATING YINGYANG XIAOSHOUCE

的摄入量应保持在一个合适的水平，即 WHO 推荐的每天6 克,高血压病人应该更低一些。我国居民钠摄入量普遍偏高,因此,要注意控制膳食中钠的含量,坚持每天逐渐减少食盐量。

也许有人会问,我不知道自己每天到底吃了多少盐,该减少多少,每天吃 6 克盐是什么感觉。那就让我们一起来粗略估计一下：如果你们是三口之家，每天在家吃两餐,那么一个月就相当于有 20 天在家吃饭,每天每人吃6 克盐，那么你们家一个月的食盐消费量应该是 3×6×20=360 克，即 7 两左右，还不包括酱油、味精等调味品和食物含有的钠(酱油含盐量为 18%)。

在控制膳食中钠摄入量时，除了减少食盐的用量外，还须尽可能少用含钠高的调味品,并少吃腌制品,养成清淡饮食的习惯。在烹调时,可用醋或糖醋代盐来调节口味。

51.怎样烹制限盐饮食的菜

限盐饮食主要用于高度浮肿、高血压、肝硬化腹水、充血性心力衰竭、肾脏疾病的病人。制作限盐饮食时首先要在选材上注意选用含钠低的食物如面粉、玉米、芦笋、荠菜、龙须菜、无盐面包等,避免使用含钠量高的食物如腌制品、酱制品、含碱馒头等;在使用调味品食盐、酱油时应根据病情确定每日钠盐摄入量，厨房内应备有小秤和量匙，以便准确取用调味品(因量很少，可事先称量后分

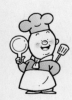

装若干份）。限盐饮食会因"淡而无味"影响病人的食欲，影响营养的吸收。因此，应采用巧妙的烹调方法来改善食物的口感。

（1）在烹制时可用醋或糖来调节口味，这样就可少放盐。如糖醋排骨、糖醋鱼、醋熘土豆丝、拔丝山药、拔丝苹果等。

（2）利用食物天然的色、香、味，增强食欲。如西红柿炒鸡蛋、清蒸茄子、蘑菇虾米汤等。

52.高血压病人为何要忌酒

首先，由于酒精被吸收进入血液后会使人心跳加快、血压升高、血清脂蛋白增多，这不利于血压的控制；加之喝酒会加重脑卒中、心力衰竭等高血压合并症的发生危险。此外，酒精可以产热，并在体内转化为脂肪导致肥胖，而肥胖又是导致高血压的危险因素之一。因此，高血压病人以不饮酒为宜，但可少量饮低度酒，并非绝对禁忌。

美国有关卫生组织建议每天摄入乙醇 12 克（1 个乙醇单位），相当于 270 毫升啤酒、100 毫升葡萄酒或果酒、30 毫升白酒（40 标准酒精度）。女性及体重轻者对乙醇敏感，所以要限制在 1 个乙醇单位以下，男子不超过 2 个乙醇单位。持续过量饮酒可对抗高血压的正规治疗。

53.高血压病人的饮食原则是什么

高血压病人在接受药物治疗的同时,要重视饮食控制。通过营养素的平衡摄入、限制食盐和减少酒精的摄入,降低血压,减少药物用量,最终使血压恢复正常,减少高血压的并发症。具体的饮食原则如下。

(1)限制食盐,适当补钾。每天盐摄入量低于6克,长期坚持。适当增加钾的摄入,以阻止过高食盐引起的血压升高,促进水、钠的排出。

(2)限制热量,避免肥胖。肥胖往往与摄入过多能量有关。对肥胖或超重的高血压病人,限制热量的摄入是控制高血压病的重要措施。轻度肥胖者需限制脂肪和碳水化合物,使总热量摄入低于消耗量,努力使体重达到或接近标准体重;中度以上肥胖者每天摄入热量控制在1200千卡以下,其中脂肪供能低于总热量的25%。

(3)补钙、补镁。钙与血管的收缩及舒张有关,并有利尿作用,补钙有利于降低血压。钙能使外周血管扩张,增加镁的摄入,可使血压下降。尤其在使用利尿剂时,尿中镁的排泄也增多,更应注意补镁。

(4)限制饮酒。过量摄入酒精会增加高血压病并发症发生的危险,因此要少饮酒或不饮酒。

54.高血压病人为何要多补钙

钙的正常代谢及细胞内、外钙离子浓度的相对恒定

JIATING YINGYANG XIAOSHOUCE

是维持心血管正常功能的条件之一。钙摄入量不足会引起血管壁平滑肌细胞收缩,血管阻力增强,血压增高;提高钙的摄入量可增加体内钠的排泄,亦有利于降低血压。我国多组人群对比研究表明,人群的平均钙摄入量与收缩压及舒张压均值都呈显著负相关。也就是说,人群的平均钙摄入量越高,收缩压及舒张压均值就越低;人群的平均钙摄入量越低,收缩压及舒张压均值就越高。所以,高血压病人要多补钙,有助于降低血压。

55.吃糖多会诱发高脂血症吗

高脂血症是指人体内血浆中的脂类物质增多。糖是人体重要供能物质之一,是体内首先被利用的供能物质。在糖供给不足时,必须动员脂类及蛋白质以满足机体对能量的需要;当体内糖的供给充裕时,多余的糖还可合成糖原和脂肪,同时血液中的中性脂肪会增多。当体内需要能量时,糖原可再分解成葡萄糖以维持血糖的恒定,但在一般情况下,脂肪不能转变成糖。因此,吃糖多会诱发高脂血症,尤其是蔗糖和果糖,每天摄入量应控制在 50 克以下。所以,为预防高脂血症,在注意控制脂肪摄入量的同时,还必须注意控制糖的摄入量。

56.怎样看待食物中的胆固醇

我们应全面看待食物中的胆固醇,既要看到其"功"

的一面，又要看到其"过"的一面。首先应明确胆固醇是机体所必需的一类物质，它有着许多重要的生理功能。它是细胞膜和神经组织的构成成分，对各种营养素的吸收、代谢和信息传递起着重要作用；是体内合成维生素 D_3 和胆汁酸的原料；还可以在体内转变成多种激素，如氢化可的松、黄体酮、睾酮等，调节人体多种生理功能。因此，在每日膳食中必须包含一定数量的胆固醇。

但是长期过多地摄入含胆固醇较高的食物，就会增加冠心病的发病率；胆汁中的胆固醇过多时，胆固醇可在胆道内沉淀形成结石。人体内胆固醇除了由动物性食物提供外，人体所有的细胞，特别是肝脏和小肠，都能从脂质和碳水化合物提供的物质合成胆固醇。食物性胆固醇和内源性胆固醇能相互调节，保持平衡。因此，膳食中的胆固醇含量不宜过高。我国营养学会建议正常成年人每日胆固醇摄取不宜超过 300 毫克。在平时合理营养的平衡膳食中，适量地摄入各种类型的脂蛋白，以适应人体正常的生理需要，胆固醇的"功"必将大于"过"。

57.高脂血症病人的饮食如何安排

（1）控制热量摄入，使体重维持在理想状态。部分合并肥胖的高脂血症病人，可通过限制热量，加上适当运动，促进体内脂肪分解，使能量消耗，体重下降。

（2）采用低胆固醇饮食。每日胆固醇摄入量不超过 300毫克，少吃或不吃富含胆固醇的食物，如蛋黄、动物内脏、

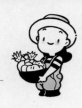

脑子、鱼子等。

（3）限制脂肪摄入量。每日脂肪供能占总热量的30%以下，其中不饱和脂肪酸占2/3以上。

（4）注重淀粉类食物，少吃蔗糖，多吃水果、蔬菜及海产品等。淀粉有显著降低血清甘油三酯和胆固醇的作用，而蔗糖有明显升高血清甘油三酯的作用。蔬菜、水果及海藻类富含膳食纤维。膳食纤维有吸附胆汁酸的作用，使胆汁酸重吸收减少；胆固醇是合成胆汁酸的原料，为合成足够的胆汁酸，需要利用血中的胆固醇，因而膳食纤维有降血脂作用。

（5）限制钠盐，摄入食盐每日不超过6克。

（6）少食多餐，避免过饱，忌烟、浓茶及一切辛辣调味品。清晨空腹饮一杯白开水，使血液稀释，并促使血中废物尽快排出体外。

58.为何多吃含钾食物可预防脑血管病

研究发现，缺钾与脑血管病之间关系密切。钾是人体必需的矿物质，主要存在于细胞内液里。钾与脑细胞的新陈代谢维持神经的兴奋性有关。缺钾时，除影响全身各组织器官功能外，也会给脑组织的物质代谢、血液循环产生一定障碍，长时间缺钾可发生脑血管疾病。多吃含钾食物有利于钠和水的排出，减少血浆容量，降低血压。钾还具有阻止血管紧张素升高的作用，从而降低外周血管阻力，降低血压。所以说多吃含钾食物可预防脑血管病。含钾丰富的食物主要是植物性食物,如谷类、豆类、蔬菜、水果、菇类、杏干、麸皮类等。

59.脑血管病人的饮食治疗原则是什么

脑血管病可干预的危险因素中有直接与饮食有关的因素,如食盐、肉类、动物油摄入过多;也有通过饮食干预能得到有效控制的因素,如高血压、糖尿病、高脂血症、肥胖、吸烟、酗酒。因此,合理饮食对于病情的稳定和恢复是非常重要的。饮食治疗的原则具体如下。

(1)控制能量的摄入,限制吃动物脂肪或胆固醇较多的食物。如为肥胖者,要减轻体重,尽量达到或接近正常体重。用植物油如玉米油、豆油、香油、菜油、茶油和脱色色拉油等。脂肪供能占总热量的30%以下,每日胆固醇摄入量低于300毫克。

(2)摄入适当的蛋白质。每天可吃适量的蛋白质,如蛋清、瘦猪肉、瘦牛肉、羊肉、鱼、鸡肉、脱脂牛奶和植物蛋白质如豆类(黄豆、黑豆、赤豆及豆制品,如豆腐、豆腐干、豆腐丝等),以满足机体的生理需要。

(3)限制食盐摄入量。食盐摄入量每天低于6克。

(4)多吃蔬菜和水果。特别是富含维生素C的蔬菜,如油菜、白菜、圆白菜等,水果如山楂、柑橘、柠檬、猕猴桃等。

(5)多吃含碘的食物如海带、紫菜、蘑菇、虾米等。碘在体内通过参与甲状腺素、肾上腺素的合成,促进脂肪的分解和氧化,降低血脂。

（6）禁饮烈性酒、浓茶和咖啡,禁用刺激性的调味品如辣椒、胡椒面、芥末、咖喱等。

（7）饮食以清淡为主,少食多餐。不要暴饮暴食,因为过度饱餐,会加重心脏负担。

60.为何多吃豆制品有利于防止中风

豆制品是由大豆制成的系列食品,有豆腐、豆浆、腐竹、豆腐干、腐乳、豆瓣酱等,既经济又有营养。豆制品具有防止中风的作用得归功于大豆的几种主要成分,如大豆蛋白、不饱和脂肪酸、钾、钙、镁、大豆纤维等。

曾有医生做过这样的试验:让一些胆固醇高的病人,一部分人食用以动物性蛋白为主的饮食,另一部分人食用以大豆为主的植物性蛋白饮食;3周之后互换食谱。结果表明,食用大豆饮食的,血液中胆固醇浓度降低了20%左右;换用动物性蛋白饮食后,胆固醇浓度又升高了。试验证明,大豆确实有降低胆固醇的作用。多吃豆制品可减少动物性食物的摄入,而动物性食物富含饱和脂肪酸和胆固醇,长期摄入过多的饱和脂肪酸和胆固醇可致高脂血症。高脂血症是中风的危险因素。

大豆蛋白一方面能使血管组织变得柔韧而富有弹性,另一方面能把体内的钠从肾脏驱除出去,从而预防高血压。豆制品富含钾,钾也具有将钠从肾脏驱除出去的作用,细胞内钠增多可造成血压上升。因此,钾的摄入对维持钾钠平衡,防止高血压具有十分重要的作用。镁能使外周血管扩张,降低外周血管阻力,使血压下降;豆制品含钠低,使血浆容量减少,血压下降。再有,大豆纤维能吸附并除去血中的钠,把钠吸附后从粪便中排出,阻止其在体内的吸收,这无疑有助于防止高血压。而高血压是引起中风的最主要的危险因素。

61.长期卧床病人的饮食如何调理

脑血管病致残率高,脑卒中发生后常引起瘫痪等后遗症,病人不得不长期卧床。长期卧床使病人活动受限,热能消耗减少,有些病人吞咽困难,而合理营养对病人保持机体抵抗力和促进康复是非常重要的。总的原则是高蛋白、低脂肪、高维生素,含丰富无机盐、微量元素、低盐的饮食。具体应注意:

(1)长期卧床容易发生褥疮。适当补锌有助于褥疮的愈合。

(2)对吞咽困难者,应给予易消化的半流质饮食,因太稀的流质容易引起呛咳,并且热能供给不足。

(3)饮食应少油、清淡、易消化,避免油腻食物影响食欲,避免易产气的食物。烹调上注意色、香、味,营造舒适的进食环境,以增进食欲。

(4)多吃蔬菜、水果和粗粮,以增加膳食纤维的摄入,

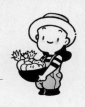

多饮水,刺激肠蠕动,保持大便通畅。

(5)注意多吃些富含钙与维生素 A 的食物,如胡萝卜、鱼类、乳类、蛋、豆类等,以避免骨质疏松及免疫能力降低。

62.饮茶可以防治冠心病吗

冠心病是冠状动脉粥样硬化性心脏病的简称。冠状动脉粥样硬化是指脂质成分在冠状动脉内膜沉积,先后出现脂质条纹病变、纤维斑块病变和复合病变,病变部分突入动脉腔内,引起动脉狭窄甚至动脉阻塞,使相应心肌缺血、缺氧而引起心脏病。

引起动脉粥样硬化的主要危险因素有年龄、性别、高脂血症、高血压、吸烟、糖尿病,次要危险因素有肥胖、脑力活动紧张、饮食方式(常食用含较高热量及较多动物性脂肪、胆固醇、糖和盐等食物)、维生素 C 缺乏等。饮食虽被列为次要危险因素,却是可以干预的,高血压、糖尿病、高脂血症等也与饮食密切相关。

茶是人们喜欢的一种饮料。茶叶中维生素 C 含量高,可改善血管壁的渗透功能,有效增强心肌和血管壁的弹性,能促进脂肪的氧化,排出胆固醇。茶叶中含有芳香族化合物,能很好地溶解脂肪,减少人体对脂肪的吸收。茶叶中还含有很多其他维生素和矿物质,最主要的是含有茶多酚,具有较强的抗氧化自由基作用、抗动脉粥样硬化作用。法国一家研究机构曾对冠心病的发病原因做过调查,结果发现:不喝茶者患病率为 3.1%,常喝茶者患病率为 1.4%。说明茶叶对预防冠心病有一定作用。据中国预防医学科学院的研究,绿茶对降血脂、降血黏度、改善心血管供血都有明显的益处;其他茶叶也有一定程度的类似效果。所以说,饮茶可以防治冠心病。

63.冠心病病人的饮食原则是什么

饮食与冠心病的多种危险因素有密切关系,因此,通过饮食中各种营养素的合理调整,可预防冠心病的反复发作和病情恶化,延年益寿。冠心病病人的饮食要遵循以下原则。

(1)控制总热量。热量的摄入以能保持标准体重为度。超重者,要减少每日的供热量,力求接近或达到标准体重。发生急性心肌梗死时,每天供能须控制在 1000 千卡以内。

(2)限制脂肪摄入量。每日脂肪的摄入量控制在总热量的 30%以内,其中动物脂肪量低于总热量的 10%。每天胆固醇摄入量在 300 毫克以下。

(3)适量的碳水化合物和蛋白质。碳水化合物供能占总热量的 60%~70%,少用蔗糖和果糖。动物性蛋白和植物性蛋白合理搭配,各占 50%。动物性蛋白摄入时饱和脂肪酸和胆固醇也相应增加,因此提倡食用大豆制品。

(4)控制钠的摄入。每天食盐量控制在 5 克以下,合并有中度以上心功能不全者每天控制在 3 克以下，以免加重心脏负担。水的摄入也应适当控制，对难治性心功能不全者，每天水的摄入量控制在 800 毫升左右。

（5）补充维生素。冠心病病人有动脉粥样硬化的基础。维生素与动脉粥样硬化有密切的关系。如维生素 B₆ 能降低血脂的水平；维生素 C 能使部分病人的血胆固醇水平下降，还能增强血管的弹性，保护血管壁的完整性，防止出血，尤其对于心肌梗死的病人，维生素 C 能促进病变的愈合；维生素 E 是抗氧化剂，能防止脂肪过氧化，改善冠状动脉血液供应，降低心肌的耗氧量。因此，平时应注意补充富含维生素 B 族、维生素 C、维生素 E 的食物。

64.冠心病病人可食与忌食哪些食物

根据冠心病病人的饮食原则，可食的食物有以下几类。

（1）优质蛋白质。鱼、瘦肉、蛋、牛奶、大豆及其制品，注意动物蛋白与植物蛋白的比例，大豆及其制品有降血胆固醇的功效，提倡食用。

（2）谷类食物。大米、小麦、玉米、高粱、小米等，注意适量，占总热量的 60%~70%。

（3）富含维生素的食物。含 B 族维生素的食物有瘦肉、蔬菜、谷类食物等；含维生素 C 的食物有新鲜蔬果，如青菜、韭菜、菠菜、柿子椒、柑橘、柚子和枣等；含维生素 E 的食物有油料种子、植物油、谷类、坚果类、绿叶菜、肉、奶油、乳、蛋、鱼肝油等。

(4)富含不饱和脂肪酸的食物。各种植物油、核桃、芝麻、花生、葵花籽、豆类。

(5)膳食纤维含量丰富的食物。粗粮、豆类、蔬菜、水果。

冠心病病人忌食的食物有以下几类。

(1)供热量高的食物。富含饱和脂肪酸和胆固醇的食物,如肥肉、动物内脏、鱼子、蟹黄、油炸食品、螺肉、墨鱼等。

(2)蔗糖和果糖。蔗糖和果糖主要存在于各种食糖中,所以要少吃或不吃食糖,因食糖除供能外,几乎不含其他营养成分,营养价值远不如谷类和薯类等其他供碳水化合物的各类食物。

(3)含钠高的食物。过多的食盐、腌制品、酱油、豆瓣酱等。

65.心肌梗死病人的饮食原则是什么

心肌梗死是心肌缺血性坏死,其基本病变是冠状动脉粥样硬化、闭塞,造成一系列严重的心血管及胃肠道症状。心肌梗死往往在饱餐后,特别是进食多量脂肪后或用力大便时发生,这与进餐后血脂增高、血黏度增高、血小板黏附性增强、局部血流缓慢、血小板易于集聚而致血栓形成等有关。心肌梗死病人的饮食要掌握以下原则。

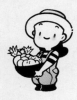

（1）限制能量摄入。发病初期能量每天500~800千卡，可给予米汤、藕粉、温果汁、菜汁等流质食物，总容量1000~1500毫升，避免胀气或刺激性的食物，如豆浆、牛奶、浓茶和咖啡。少量多餐，不宜过冷过热，以免加重心脏负担。此阶段要完全卧床休息，进食由他人协助。

（2）营养平衡，清淡且易于消化。病情好转后可选用低脂半流质食物，能量1000~1500千卡，可给予鱼类、瘦肉末、低脂奶、豆浆、碎菜、煮水果等。病情稳定后要进平衡营养的膳食，坚持低脂、低饱和脂肪酸、低胆固醇的原则，以防血脂增高、血液黏度增加。仍应少量多餐，避免过饱。保持大便通畅，不要用力大便。

（3）注意矿物质和水的平衡。每天水的摄入和输液量以适应心脏负荷能力为度，适当限钠，补充一定量的镁。镁的食物来源为有色蔬菜、小米、面粉、肉、海产品、豆制品等。

66.心力衰竭病人可食与忌食哪些食物

　　心力衰竭是指各种心脏疾病引起心功能不全，心肌收缩力下降使心排血量不能满足机体代谢的需要，器官、组织血液灌注不足，同时出现肺循环和（或）体循环淤血的表现。心力衰竭病人可用的食物应是能减轻心脏负担和营养心肌的食物；反之，加重心脏负担和引起心肌损害的食物都是忌用的。

可食的食物有：各种易消化的细粮、牛乳、瘦肉、鱼、鸡、蛋清，不易胀气的蔬菜和水果、黄豆制品、植物油等。

忌食或少食的食物有：粗粮、甜食、肥肉、熏制食品、鸡皮、松花蛋、洋葱、萝卜等易胀气蔬菜、动物油脂等。

67.冠心病病人能吃鸡蛋吗

有人认为鸡蛋含胆固醇较高，所以不敢食用，其实不必如此。为什么呢？让我们先来看一下鸡蛋的结构与营养价值吧。

鸡蛋的可食部分为蛋清和蛋黄，其中水分占 70%，蛋白质占 13%~15%，脂肪占 11%~15%。鸡蛋所含的蛋白质是完全蛋白质，其氨基酸组成的模式与合成人体组织蛋白质所需的模式相近，利用率高达 99.6%，是一种营养素组成比较合理、营养价值比较高的食物。蛋清中几乎没有脂肪，蛋类脂肪集中在蛋黄内，约占蛋黄总量的 30%，一个鸡蛋黄约含胆固醇 200 毫克。鸡蛋中钙、磷、铁等无机盐含量较高。

人体摄入过多的胆固醇会引起动脉粥样硬化，但鸡蛋中含有不饱和脂肪酸，可增加胆固醇的流动性，从而减少胆固醇在血管壁的沉积；蛋黄中还含有十分丰富的卵磷脂，它是一种强乳化剂，能使胆固醇和脂肪颗粒变小，并保持悬浮状态，有利于脂类透过血管壁，为组织所利用，从而使血中胆固醇大量减少。

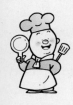

曾有人做过一个试验：给 60~85 岁的老人(其中包括动脉硬化、高血压、冠心病病人)每天吃两个鸡蛋,3 个月后检查发现血清胆固醇和血脂均未增高。这说明鸡蛋中的胆固醇对身体不但无害,还有一定的防病作用。

　　因此,冠心病病人不必禁吃鸡蛋,但应控制蛋黄的摄入,每天吃 1~2 个并不过分。

68.缺铁性贫血病人怎样进行营养配餐

　　铁是造血原料之一。缺铁性贫血是由于体内贮存铁消耗殆尽,不能满足正常红细胞生成的需要而发生的贫血。缺铁的原因可为铁摄入减少或丢失过多。铁摄入减少最常见的原因是食物中铁的含量不足或吸收不良。对饮食进行科学合理的安排,可以防治缺铁性贫血。

　　缺铁性贫血的病人配餐时应注意在平衡膳食的基础上增加铁、蛋白质和维生素 C 的供给量,注意纠正偏食、挑食等不良饮食习惯。

　　(1)选用富含铁的食物。食物中的铁有两个来源,即血红素铁和离子铁(非血红素铁)。前者铁的吸收率较高,约为 40%,如瘦肉、鱼、家禽、内脏等动物性食物;后者铁的吸收率不到 10%,如蛋、谷类、坚果类、豆类和其他蔬菜等,而菠菜中铁的吸收率低于 2%。因此,补铁应以富含铁的动物性食物为主。

　　(2)增加蛋白质的摄入量。蛋白质按每日每公斤体重 1.5 克供给,其中至少有 1/3 的蛋白质来自鱼、肉、禽类。蛋白质不仅是合成血红蛋白的原料,而且在消化过程中所释放的氨基酸、多肽等能提高铁的吸收率。

(3)增加膳食中含维生素C高的蔬菜的摄入量,如西红柿、柿椒、苦瓜、油菜等。

(4)限制咖啡和植物酸的摄入。菜叶、茶叶中的鞣酸、草酸、磷酸盐等均能减少食物中铁的吸收。因此,配餐时要避免使用或少用这些食物,如菠菜、空心菜、苋菜等。另外,烹调时宜用铁锅。

69.贫血病人为什么要注意补充维生素C

铁在人体内必须以二价铁的形式被吸收,植物中的铁多为三价铁,需要还原成二价铁后才能被吸收,否则,易与植物酸等结合成不溶解的铁复合物,不容易吸收。维生素C在肠道内能将三价铁还原为二价铁,如将维生素C与含非血红素铁食物一起摄入,可使铁的吸收率提高2~3倍,甚至更高。维生素C具有很强的促进非血红素铁吸收的作用。研究发现,维生素C剂量越大,促进铁的吸收作用也越大。

维生素C主要存在于植物性食物中,如蔬菜中的油菜、芹菜、生菜、豆芽菜、苦瓜、柿椒、西红柿、萝卜等和水果中的猕猴桃、酸梨、苹果、草莓、杏、桃、李、柑橘、柚子等。维生素C极易被氧化、破坏,应注意食物保鲜和减少烹制过程中的流失。贫血病人不但要补充维生素C,更应注意铁的利用率。维生素 C 须与含铁丰富的食物同时吃才能起作用。如在进食谷类食物时,同时又吃肉类和富含维生素 C 的水果,就能提高铁的吸收率。

70.贫血病人为什么不要饮茶

茶是我国的国饮,作为无醇饮料,历史悠久,备受人们的青睐。茶叶具有许多保健功能,如促进解毒、提神醒脑、生津止渴、抑菌消炎等。尽管喝茶有很多好处,但也不是所有人都适合饮茶。

茶叶中所含的鞣酸、单宁酸等物质,能与食物中的铁结合,生成一种不溶性的铁复合物,从而抑制铁的吸收,单宁酸对铁的抑制率高达 41%~45%。因此,贫血病人不要饮茶。

71.婴幼儿贫血应选择哪些食物

婴幼儿贫血者可在适合其消化功能的基础上选用下列食物。

(1)母乳。人乳含铁虽少,但吸收率高达 50%,而牛奶中铁的吸收率不足 10%。婴幼儿应提倡母乳喂养,6 个月后逐渐减少奶类的每日摄入量,以便增加含铁丰富的固体食物。

(2)动物肝脏。每 100 克猪肝含铁 25 毫克,且易被人体吸收。为便于小儿食用,可将猪肝制成肝泥或选用市场上制作好的肝粉,然后拌入食物中喂食。

(3)蛋黄。每100克蛋黄含铁7毫克,虽然吸收率低,但蛋黄脂肪易消化,并含有丰富的维生素。

(4)豆腐类。各种豆腐及相关制品也含铁,可给小儿制成各种软菜食用。

(5)芝麻酱。每100克含铁58克,可制作各种婴儿主食或放入粥中食用。

(6)蔬菜水果。可将之制作成各种菜泥、果泥,或切碎煮软食用。

72.人体能吸收铁锅中的铁吗

现代生活使很多家庭用上了铝锅、不锈钢锅,不再用铁锅炒菜了。如果一个家庭长期不用铁锅炒菜,他们就只能从食物中获取铁,一旦铁的需要量增加(如小孩生长期或妇女怀孕)或丢失过多(如妇女月经等)就会发生缺铁性贫血。

铁锅是安全的炊具,其化学性质稳定,不易引起化学反应。用铁锅炒菜时要急火快炒少加水,以减少维生素的损失。用铁锅烹调食物还能补充铁源。烹调时用铁锅、铁铲,这种传统的炊具能给人体补充铁质。在烹饪时,锅与铲会有一些小碎屑溶于食物中,形成可溶性铁盐,易于肠道吸收。世界卫生组织(WHO)向全世界推荐用铁锅烹饪。

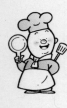

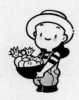

美国波士顿等城市的家庭主妇，以有一口中国铁锅而感到自豪,足见铁锅的应用价值。铁锅是由无机铁制作的,可形成易为人体吸收的可溶性铁盐，铁锅生成的铁锈也可形成可溶性铁盐。有人测定,放在玻璃器皿中烹调的炸酱面,100克炸酱面含铁仅3毫克；而铁锅烹调的,每100克含铁高达87.5毫克。还有人做过这样的试验:用铁锅炒100克的葱头,加油加热5分钟后,炒熟的葱头中含铁量增加了1~2倍；如果再加上盐和醋,同样加油加热5分钟,含铁量提高到原来的15~19倍。根据计算,人的一生中,大约需从食物中摄取相当于打一把菜刀的铁。当然也须注意,铁锅易生锈,不宜盛食物过夜,用铁锅盛油容易氧化变质。

73.急性胃炎病人的饮食如何安排

急性胃炎是指胃黏膜的急性炎症,有充血、水肿、糜烂、出血等表现,甚至形成一过性的浅表溃疡。引起急性胃炎的常见原因是吃了含有细菌或毒素的不洁食物、服用阿司匹林等。急性胃炎病人饮食上首先要去除病因,具体饮食可作如下安排。

(1)大量呕吐者暂时禁食。能进食时,先进清流,如米汤、藕粉、果汁、清汤等;随着症状缓解,可增加牛奶类、蒸蛋羹、果子冻等。伴肠炎腹泻者,禁用牛奶、豆浆、蔗糖等食物。

(2)病情缓解后给易消化的低脂少渣的半流质,继而过渡到少渣软饭。饮食应无刺激性,可用大米粥、肉末米粥、嫩菜叶煮细挂面、甩鸡蛋、去皮西红柿薄面片、小馄饨,并可吃适量的烤面包干、烤馒头干、苏打饼干等。

(3)转入恢复期可用烩鱼丸、烩鱼片、瘦肉片、肉丝以补充蛋白质,增加机体抵抗能力。

(4)禁食含纤维较多的各种蔬菜、生水果以及煎炸熏制食品,减少脂肪用量。禁用各种酒及含酒精饮料、产气饮料及辛辣调味品,如汽水、汽酒、辣椒、咖喱、胡椒粉、芥末等。

(5)少量多餐,每日可进5~6餐,以减轻胃肠负担。

74.慢性浅表性胃炎病人的饮食如何调理

慢性浅表性胃炎常见原因多与饮食有关,包括长期摄食粗糙和刺激性的食物、过热饮食、酗酒、咸食等。饮食是该病治疗的一项重要措施,在去除病因之后的长期治疗中,饮食治疗比药物治疗更重要。

(1)避免各种对胃黏膜有刺激性、有损伤的食物和药物。除戒烟酒外,不要吃生冷、酸辣和坚硬的食品,以及不能耐受的过于粗糙、刺激的食品,如辣椒、浓咖啡、油炸糕、油饼、玉米饼、糯米年糕以及凉拌菜等。食物要清淡、少油腻,细软碎烂,易消化为主,以减少对胃黏膜的刺激。症状消失后即可用正常膳食。

(2)细嚼慢咽。让食物完全磨碎与胃液充分混合,尽

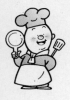

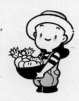

量减少胃部负担,发挥唾液的功能,使唾液中的消化酶入胃以后中和胃酸,降低胃酸浓度。

(3)饮食要有规律,养成良好饮食习惯。定时定量,不暴饮暴食。干稀搭配,使胃部较舒服。晚饭不要吃得太饱,不要饭后立即就寝。如果能量不足,可以加餐补充牛奶、苏打饼干、烤面包干、煮鸡蛋等。

(4)营养要丰富。对贫血、营养不良的病人,蛋白质、维生素以及铁等微量元素应充足,尤其是维生素 B_{12} 的吸收与胃黏膜壁细胞分泌的内因子有关。维生素 B_{12} 的食物来源是肉类、贝类、鱼、禽蛋等动物性食品,肝脏含量丰富。

(5)胃酸分泌过多的病人,禁用浓缩肉汤及酸性食物,应该吃些牛奶、豆浆、涂黄油的烤面包、带碱味的馒头干等,以中和胃酸。

75.胃出血病人的饮食护理

胃出血是消化性溃疡和肝硬化最常见的并发症,一般病人的膳食安排可分为三个阶段。

(1)出血期。当出血量在 6 毫升以上时,应暂时禁食,使胃酸、胃蛋白酶的分泌及胃肠道蠕动减少。

(2)出血停止期。一旦出血得到控制,可以吃一些冷的或微温的流质,因为流质温度过高,容易引起再次出血。可用米汤、稀藕粉、豆浆、豆腐脑、蛋羹、蛋花汤、婴儿米粉等,禁用肉汤、鸡汤、鱼汤及饮料。每日6~7次,每次100~150毫升。出血停止后,可食用少渣半流质。选用鱼丸、鱼羹、肉糜蛋羹、氽小肉丸等,主食可用面包干、烤馒头片、大米粥、小馄饨、挂面加蛋花等。蔬菜可用含纤维少的菜泥、冬瓜、去籽西红柿等。

(3)恢复期。病情基本稳定后症状消失,即可采用温和膳食。所谓温和膳食,就是无机械性刺激与化学性刺激,含膳食纤维较低、易于消化并提供足够营养的膳食。在食物的选择上,避免过老含筋的肉类、未加工的干豆类、含粗纤维多的蔬菜与水果、易刺激胃酸分泌的肉汁汤液、难消化的糯米、坚果、强烈调味品以及浓茶、咖啡、酒等。在烹调方法上要求切碎剁软,或制成泥状。在餐次上,要求少食多餐,每日5~6餐。

76.溃疡病人不宜喝哪些饮料

(1)咖啡。含有咖啡因,咖啡因可促进胃酸的分泌,提高胃酸的浓度,对溃疡病的愈合不利。

(2)茶叶。胃中有一种叫磷酸二酯酶的物质,它能抑制胃壁细胞分泌胃酸,而茶叶中的茶碱能抑制磷酸二酯酶的活力。磷酸二酯酶的活力受到抑制后,胃壁细胞就会分泌大量胃酸,胃酸多了对溃疡面的愈合是不利的,而且可加重病情,引起疼痛等症状,也可以诱发溃疡复发,甚至穿孔。另外,茶叶中也含有咖啡因。

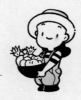

（3）可乐、汽水等饮料。都含有碳酸,在胃肠道内能分解成二氧化碳和水,引起胃肠道胀气,创面张力增高,不利于创面愈合;另外,碳酸会加重胃内的酸度,也对愈合不利。

（4）酒类。乙醇有刺激胃酸分泌的作用,大量饮用会使胃液酸度增高,诱发溃疡、加重病情。

77.伤寒病人的饮食如何调配

伤寒是由伤寒杆菌经消化道侵入而引起的急性肠道传染病,典型症状为持续高热、肝脾肿大,严重者可并发肠出血、肠穿孔。伤寒病人的饮食调配对病情的康复及并发症的出现与否有重要的意义。

总的原则是高热量、高蛋白、高碳水化合物、适量脂肪、高维生素和充足水分的饮食。具体要根据病程的不同阶段,采用不同的饮食。发热阶段以流质饮食为主,如西瓜汁、鲜果汁、淡茶等;体温下降后改为少渣半流质;恢复期可进食少渣软饭。因为伤寒病人症状消失后,肠道病变部位的结构尚未恢复,如果不注意这一点,容易并发肠出血或肠穿孔。必须严格限制含粗纤维及其他刺激肠蠕动的食物,腹部胀气者,减少流质中蔗糖含量,以葡萄糖代替,少吃或不吃牛奶、豆浆及其他产气食物。少量多餐,每日 4~6 餐为宜。

78.肝炎病人的营养原则是什么

早期急性肝炎病人常有厌食、胃纳差、消化吸收障碍，应吃易消化、低脂流质或半流质，少量多餐，以免加重胃肠道负担。如果病人进食量太少，无法满足其生理需要时，可静脉补充营养。

慢性肝炎病人的营养原则：高蛋白、高维生素、脂肪偏低、糖类适量。

（1）能量。保持能量的收支平衡，维持理想体重。卧床病人每日每公斤体重 20~25 千卡，轻度活动者 30~35 千卡，中度活动者 35~40 千卡。

（2）蛋白质。摄取足量优质蛋白质可以改善肝脏功能，有利于肝细胞损伤的修复与再生。每日每公斤体重 1.5~2.0 克，占总热量的 15%左右。可选用低脂奶类、鸡、鱼、瘦肉以及大豆制品等，动植物蛋白混用，可以发挥互补作用。

（3）糖类。糖类能增强肝细胞对毒物的抵抗力，但过多将转化成脂肪积存，反而加重病情，不利于康复。每日摄入量 300~400 克，占总热量的 60%~70%。最好来源于主食及副食品中的多糖，不宜多用甜食（主要为单糖、双糖），以免影响食欲，或引起胃肠胀气。胃纳差、能量摄入不足时，可适量补充一些葡萄糖、麦芽糖等。

（4）脂肪。肝炎病人大多厌油腻，摄入脂肪过多延长胃排空；但限油烹调口味欠佳，影响食欲。脂肪的摄入量以病人能耐受、又不影响其消化功能为度。每天约50~60克,占总热量的20%~25%,使用植物油。

(5)维生素。肝炎影响维生素的吸收和利用,应及时补充。如维生素A、维生素D、维生素E、维生素K、维生素B族等,但须防中毒。

(6)少量多餐。每日可用4~5餐,每次食量不宜太多。在不妨碍营养原则下,可选择适合病人饮食习惯的新鲜、可口、易消化的食物。

79.慢性胆囊炎、胆结石病人为何要少吃油腻食物

慢性胆囊炎、胆结石两者常同时存在,互为因果。虽然发病原因是多方面的,但饮食营养与本病的发生、发展和防治有着密切的关系。

在正常生理情况下,人吃进去的脂肪食物到达十二指肠以后,刺激十二指肠分泌出一种能使胆囊收缩的激素,可使胆囊发生剧烈的收缩,使胆汁自胆道排出参与脂肪的消化。胆汁中含有胆盐成分,胆盐能激活脂肪酶帮助脂肪乳化,使脂肪滴变得更细,有助于脂肪的消化和吸收。而患有慢性胆囊炎或胆石症的病人由于胆囊有炎症,对疼痛十分敏感,如果此时摄入过多的脂肪,胆囊收缩的激素分泌就会增多,使胆囊强烈地收缩,更加重胆囊的水肿和充血。再加上胆囊内的结石在胆囊收缩的推动下进入胆囊管内造成堵塞,使胆囊内的胆汁无法排出,从而发

生剧烈的胆绞痛。因此,慢性胆囊炎、胆结石病人要限制油脂,少吃油腻食物,以免引起急性发作。

80.胆囊切除后病人的饮食应注意什么

胆囊具有浓缩和贮存胆汁的作用,胆囊切除后,肝细胞分泌的胆汁失去了浓缩和贮存的场所,若此时摄入的食物中脂肪含量较多,可引起脂肪的消化不良。故在术后一段时间里,对脂肪的摄入量要加以限制,一次不宜进食过饱。

为预防复发,应避免食用胆固醇含量高的食物,如蛋黄、鱼卵、家禽类皮及动物的内脏。不吃油炸食品,避免食用花生、核仁类及减少食油用量。补充充足的蛋白质,选择富含维生素、钙、铁、钾等的绿叶蔬菜、水果及粗粮。增加膳食纤维的摄入量,防止便秘,同时多饮水,饮食应定时定量。

81.慢性肾炎病人的饮食应注意什么

慢性肾炎类型多,症状多种多样。轻者可无明显症状,严重者可有明显血尿、蛋白尿、水肿、高血压,甚至肾功能不全,乃至进入尿毒症期。病人饮食应根据不同病期及肾功能状况区别对待,以提供各种营养素,增强抵抗力,减轻肾脏负担,消除或减轻症状,尽可能保留残余肾

JIATING YINGYANG XIAOSHOUCE

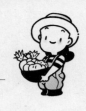

功能为目的。

(1)无症状者,可给予一般饮食,略限盐。

(2)血浆蛋白较低、尿蛋白较高,而无氮质血症者,可适当增加蛋白质的供给,每日每公斤体重约1克。须定期复查肾功能。

(3)有肾功能损害者,应注意限制蛋白的进量。轻度损害的每日每公斤体重按0.7~0.8克供给,宜选用优质蛋白质。

(4)忌食酒类和对肾脏有刺激的食物。如辣椒、咖喱、菠菜,忌食含有丰富嘌呤类的食物,如瘦肉类,动物肝、肾、胰、心、脑,及肉馅、肉汁、肉汤、鲥鱼、鱼子、小虾、淡菜等,以免加重肾脏排泄负担。

(5)宜食含钠低的食物,如葫芦、倭瓜、茄子及绿色蔬菜与酸性水果。血钾高者应慎用含钾高的蔬菜水果。

(章晓军)

第四部分 饮食的科学与卫生

82.为什么常吃玉米能益寿

据调查,格鲁吉亚和我国广西巴马县长寿乡居民的饮食,常年以玉米为主食,最偏爱、最常吃的就是玉米,并将玉米面做成各种食品,搭配一些粗杂粮,如稻米、小米、红薯、豆类等。他们这一饮食特点和习惯与长寿有一定的关系。玉米是一种对人体健康很有益处的食物,食用价值也很高。概括起来,玉米对延年益寿有以下几方面好处。

(1)玉米的脂肪含多不饱和脂肪酸——亚油酸,还含有维生素 E 等,有利于降低胆固醇,防止高脂血症、动脉粥样硬化和冠心病,并有利于防止脑细胞衰老和脑功能衰退。

(2)玉米还含有一种抗癌因子——谷胱甘肽,它在人体内能与多种外来的致癌物质相结合并排出体外,因此有防癌作用。

(3)玉米中含有硒和镁。硒能加速体内过氧化物的分解,使恶性肿瘤得不到氧分子的供应,从而被抑制;镁一方面能抑制癌细胞的发展,另一方面能使体内废物尽快

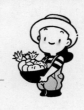

排出体外,从而起到防癌作用。

(4)玉米含有较多的纤维素,摄入后能增强胃肠蠕动,防止便秘、腹胀,减少肠道微生物产生致癌物质并加快排出,这对防治直肠癌具有重要意义。纤维素还可以使肠道延缓对糖的吸收,从而起到降低血糖、预防糖尿病的作用。

(5)玉米含有丰富的维生素 B_1、B_2、B_6 等,黄玉米还含有胡萝卜素,这些对于调节生理机能都起到很好的作用。玉米与富含赖氨酸的大豆混合食用,可以达到蛋白质互补作用。鲜玉米种子的胚芽含有大量天然维生素 E,这种维生素 E 复合体在人体中能促进细胞分裂,维持正常生理功能,软化动脉血管。

以上这些优点都有利于人体健康长寿。因此,中老年人最好每周吃 2~3 次玉米,增加或改变主食花样。

83.荞麦有哪些营养价值

(1)蛋白质。在荞麦中的含量高达 11%,尤其是在粮食中普遍缺乏的赖氨酸,含量比小麦、大米高出 2.7 倍。

(2)维生素。荞麦中的维生素 B_1、维生素 B_2 含量高于小麦。

(3)脂肪。在荞麦中含量达 3%~4%,主要为单不饱和脂肪酸的油酸和多不饱和脂肪酸的亚油酸,这两种脂肪酸在人体内起着降低血脂的作用,也是前列腺素和脑神经的重要成分，因而还具有调节和增强生理功能及健脑的作用。

（4）膳食纤维。在荞麦中含量达 6.5%，能延缓胃内食物排空速度，延缓淀粉在小肠内的消化进程，减慢小肠对碳水化合物的吸收速度，从而起到有效降低血糖的作用。

（5）烟酸和芦丁。有降低血脂和胆固醇的作用，是治疗高血压、心脏病的有效成分，特别是芦丁能有效地降低微血管脆性，维持视神经血液循环，防止脑微血管出血，起到保护视力、预防脑溢血的作用。

（6）矿物质。特别是磷、铁和镁。这些物质对维持人体心血管系统和造血系统的正常生理功能具有重要意义。

由于荞麦具有以上营养保健作用，因而被公认为是预防高血压、动脉硬化、冠心病、糖尿病等"富贵病"的理想食物。

84.大蒜对健身防病有何益处

大蒜不仅是一种很好的调味品，又是食品、药品，而且具有很多健身防病的功能。

（1）杀菌。大蒜中的有效成分蒜氨酸经蒜酶催化形成蒜素有很强的杀菌作用。实验证明，大蒜对痢疾杆菌、大肠杆菌、伤寒、结核等多种病菌都有很强的杀灭和抑制作用。大蒜汁能在 3 分钟内杀死培养基里的全部细菌。夏日里每天嚼几瓣生大蒜，凉菜中拌些蒜泥，就可大大减少肠道疾病感染机会；炒菜中加些蒜叶就可延缓馊坏，都是得

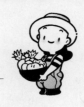

益于其杀菌作用。

（2）抗血栓。大蒜能使血小板不易相互聚成团，阻止血栓形成，对预防心脑血管病有良好作用。

（3）降血脂。能降低胆固醇、甘油三酯，对老年动脉硬化症起预防作用。

（4）抗癌。蒜素有阻断亚硝胺合成的作用，从而预防癌症的发生。另外，大蒜中含有丰富的硒、锗元素，可抑制癌细胞的生长，提高机体免疫力和抗癌能力。世界癌症基金会曾在1990年6月公布大蒜对皮肤癌、直肠癌、胃癌有显著疗效。

（5）延缓衰老。已经证明大蒜可延缓皮肤老化。对其他脏器的作用尚待研究。

大蒜的各部分均可食，以大蒜头最好。吃法也不拘一格，捣泥、糖醋、煮食均可。近年研究出"无臭蒜头"，将引起臭味的硫化物除去而其他效果不减，无疑为因怕蒜臭而不愿食蒜者增加了一种好食品。

85.银耳有哪些营养功能

银耳又叫白木耳，是我国久负盛名的滋补品，含有丰富的胶质、多种维生素、无机盐、氨基酸等。古代中医认为：银耳有"滋阴补肾、润肺止咳、和胃益气之功"。从现代西医学角度看，银耳能提高人体免疫功能和增强肝脏解毒能力，对老年慢性支气管炎等疾病有显著疗效。研究还发现,银耳多糖可提高机体的免疫力,增强机体巨噬细胞的吞噬功能,促进 T 细胞和 B 细胞的转化,从而抑制癌细胞生长。银耳可作为肿瘤病人在接受放射治疗时的营养食品,可自制冰糖银耳羹、红枣银耳粥、银耳菜等,经常食用。人们还发现银耳的粗纤维有助胃肠蠕动,减少脂肪吸收,故有减肥作用,并有去除脸部黄褐斑、雀斑的功效。孕妇早期食用,有利于胎儿中枢神经系统的发育,提高母体的免疫功能,强身健体。

86.西红柿有哪些营养价值

西红柿,学名番茄。它既含有丰富的营养,又有着迷人的美观外形;既是菜中佳味,又是果中美品。西红柿中约 94% 为水分,用来消暑解渴可与西瓜媲美。西红柿中维生素 C 含量是西瓜的 10 倍之多,而且在贮存和烹调过程中不易遭受破坏,人体利用率很高。因此,常吃西红柿,对于治疗坏血病、过敏性紫癜、感冒和促进伤口愈合具有重要作用。同时,它还含有丰富的胡萝卜素、维生素 B 族和保护血管健康、防治高血压的维生素——芦丁。西红柿的含糖量也很高,而且大部分是能被人体直接吸收的葡萄糖和果糖。西红柿还含有番茄素,有助于消化并有利尿的功效,对肾脏病人来说,常吃西红柿极其有益。

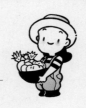

87.为什么说海带是"长寿菜"

海带不但是人们补充营养的优质食品，而且有着多种医疗作用。它的营养保健功效已受到人们的重视，它的营养价值对人体健康有着重要的意义。

（1）防治甲状腺疾病。海带含有大量的碘，每100克海带中碘的含量高达200微克，它可作为制作预防碘缺乏病药物的主要原料。碘是人体甲状腺素的主要成分，如果人体长期缺碘就会破坏甲状腺的功能，从而导致甲状腺疾病。

（2）防治高血压和动脉硬化。如果人体缺碘，甲状腺分泌减弱会使脂肪氧化不充分，在体内形成胆固醇和脂肪，导致人体发胖或动脉硬化。海带中所含有的褐藻氨酸具有降血压作用，所含有的淀粉为多糖类物质，具有一定的降脂作用。

（3）补血、防凝作用。海带中含有丰富的铁和维生素B_{12}，两者都是造血的重要物质，并含有一种可降低血液黏性的物质，因此既能补血又能防止血液凝固。

（4）预防便秘。海带中含有可溶性膳食纤维藻胶，藻胶具有吸收水分使大便软化的作用，从而促进排便。

（5）抗癌作用。海带含有丰富的钙，钙可防止血液酸化，从而有利于防止癌症的发生。

（6）排钠作用。海带含丰富的甘露醇、钾，对治疗急性肾功能衰竭、脑水肿、乙型脑炎、急性青光眼等有一定的辅助疗效。钾有平衡钠摄入过多的作用。

综上所述，海带不愧为"长寿菜"，要想健康长寿还是应该经常吃海带。

88.说说芝麻的保健作用

芝麻味甘、性平，其独特之处在于营养成分方面。脂肪含量高达 46.1%，并且均为单不饱和脂肪酸、多不饱和脂肪酸、卵磷脂等。芝麻的矿物质含量相当丰富，尤其是铁含量高达 22.7 毫克，这是其他任何植物性食物无法可比的。在黑芝麻中，维生素 E 的含量高达 1.36 毫克，为花生、白果、栗子等坚果类的 5~10 倍。

概括起来，芝麻有以下保健作用。

（1）用于身体虚弱、须发早白、贫血、腰膝酸软、津液不足、大便燥结、便秘、头晕、耳鸣等症。

（2）对慢性神经炎、末梢神经麻痹、动脉硬化、高血压等有一定的治疗作用。

（3）有促凝血作用，对防治血小板性紫癜有一定的效果。

（4）抗衰老的作用。芝麻中富含维生素 E，对改善血液循环、促进新陈代谢有较好的效果。芝麻中所含的丰富不饱和脂肪酸还具有调节胆固醇的功能，并协同维生素 E 有效降低体内胆固醇含量，从而起到延年益寿的抗衰老作用。

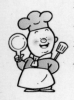

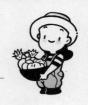

89.大枣为什么既能补身又能抗癌

大枣又名干枣、红枣,是人们喜欢吃的一种干果。大枣不仅色美味鲜而且营养成分高,枣中含有丰富的蛋白质、脂肪、糖类、多种维生素和矿物质,其中糖类和维生素C含量极为丰富。特别是鲜枣中维生素C含量极高,每100克含维生素C高达343毫克,比苹果、梨等高百倍以上。另外,枣中的维生素P含量也很高;柠檬是公认的含维生素P丰富的食品,但它比鲜枣要逊色很多。

大枣除了有营养、健身安躯、补五脏、治虚损、健身延年功效外,还具有重要的医疗作用。它因含有大量的维生素C,对于防癌抗癌具有重要作用。有研究证明,大枣中富含三萜类化合物和二磷酸腺苷。三萜类化合物大都具有抑制癌细胞生长功能,它的作用超过某些抗癌药。二磷酸腺苷有调节细胞分裂的作用。两者协同作用结果可以使异常增生的癌细胞分裂趋向正常。维生素P能健全人体的毛细血管,因而吃枣对于预防高血压及心血管疾病也大有益处。大枣还具有抗疲劳,增强人体耐力的作用。常吃大枣能祛病延年。

因而,我国古人对枣的性味和营养、医疗价值高度概括为"北方大枣味有殊,既可益气又安躯"。而从现代营养保健角度看,"每日三颗枣,百岁不显老"的说法不无科学道理。

90.吃鳖(甲鱼)是大补吗

甲鱼俗称鳖,由于甲鱼的肉、甲、头、血既滋味鲜美,又有很好的医疗作用,自古就被作为保健美食。随着我国人民生活水平的日益提高,甲鱼已成为百姓佳肴。那么鳖对人体能起到什么保健作用呢?从鳖的营养价值分析与一般动物食品并无多大区别,但从中医理论讲有一定的药理作用。鳖性味甘平,鳖头、鳖血、鳖肉、鳖甲皆可入药。功能为滋阴凉血,补劳伤,壮阳气,大补阴之不足。鳖头可以健脾固脱;鳖血可以祛风通络;鳖肉可以补中益气,尤其是鳖甲具有滋阴清热、平肝潜阳、软坚散结的功能,还可以清除血液内杂质,调节人体免疫力,提高抗病能力。因此,鳖对许多慢性疾病病人及身体虚弱者有着明显的调理作用,是一种理想的保健食品。鳖虽然味道鲜美,且系大补之物,但不宜一次吃得过多,以防因消化不良而引起食欲不振。

91.芦笋有何奥妙与功用

芦笋肉质洁白细嫩,食味香郁,具有很高的营养价值,而且具有抗癌功用。这与芦笋中含有丰富的硒、天门冬酰胺酶、天门冬氨酸、叶酸、核酸等物质有关。硒是谷胱甘肽过氧化物酶的组成部分,能阻止致癌物质过氧化物和自由基的形成,防止造成基因突变,刺激环腺苷的积

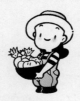

累;抑制癌细胞中脱氧核糖核酸的合成,阻止癌细胞分裂与生长,抑制致癌物的活力并加速解毒,甚至使癌细胞发生逆转,促进抗体的形成,提高对癌的抵抗力。生物学家还认为,芦笋抗癌的奥秘还在于它富含组织蛋白中的酰胺酶,这是一种使细胞正常生长的物质,加之所含叶酸、核酸的强化作用,能有效地控制癌细胞的生长。国际癌症病友协会通报说,一般服芦笋 2~4 周病情开始好转。

92.核桃为什么被称为"长寿果"

核桃是世界四大营养干果之一。营养价值很高,蛋白质含量较高,为 15%~20%,特别是脂肪的含量高达 60%~70%,多为不饱和脂肪酸。另外,核桃中人体必需的钙、磷、铁等多种矿物质以及胡萝卜素、维生素 B_2 等多种维生素的含量都较为均衡合理。中医记载,核桃性味甘、温,有补养气血、补肾固精、润燥化痰、温肺润肠等功效。常吃核桃令人肥健、润肌、黑须发,强肾补脑,延年益寿,所以人们称之为"长寿果"。现代医学认为,核桃中的磷质对脑神经有良好的作用。脂肪主要为人体必需脂肪酸的亚油酸,亚油酸不但不会使血液的胆固醇升高,还能减少肠道对胆固醇的吸收,对高血压、冠心病、抗衰老大有裨益。

93.葡萄酒有哪些营养价值

葡萄酒是用葡萄或葡萄干经发酵、贮存、冷热处理后制成的酒,分为红葡萄酒和白葡萄酒两种。红葡萄酒是将红葡萄连同果皮放在一起发酵,使红色素溶于酒中,因而酒液呈红色。白葡萄酒是将葡萄压汁后,在色素还未溶出前,即将汁液单独发酵而成,故不呈红色。葡萄酒的酒精含量一般在12%~18%之间。葡萄酒的各种营养含量较其他酒类丰富而全面,它除了含有氨基酸、维生素C和B族维生素外,还含有丰富的而且能被人体直接吸收的葡萄糖、果糖、戊糖等碳水化合物,同时还含有与人体代谢密切相关的果胶质、黏液质、各种有机酸及矿物质等。近年来研究发现,葡萄酒还含有丰富的芳香族化合物等物质,有着保护心脏健康、减少心血管疾病发生的特殊功效。因而,经常限量饮用一点葡萄酒,对人体健康是很有益的。

(刘 巍)

94.为什么要膳食搭配

膳食搭配包括食物的主食搭配、荤素搭配、粗细搭配、多样化搭配和水陆搭配。膳食的科学搭配,有利于人体对蛋白质、脂肪、碳水化合物、矿物质等各种营养素的摄入,从而更好地满足机体的生理需求;膳食的科学搭配,使得各种食物营养素优势互补,如由肉类与豆制品组

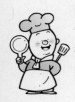

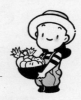

成的菜肴,使动物蛋白与植物蛋白有机地结合,使机体蛋白质摄入更均衡;膳食的科学搭配,可提高一些食物的营养价值,如单纯进食谷类会缺少赖氨酸,而硫氨基酸含量相当丰富,但如果单纯进食豆类则与谷类正好相反,如果采用粮豆混食则可大大提高两者的营养价值;膳食的科学搭配,可以产生一种营养物质促进另一种营养物质在体内的消化、吸收与利用,如维生素A促进蛋白质的合成,维生素C促进铁吸收等;膳食的科学搭配,对各种食物的主料、副料、点缀料进行科学组合,注重菜肴的色、香、味、形、质,可以大大增进营养美食的食欲效果,并间接提高食物的消化与吸收。因此,讲究膳食的科学搭配,可积极有效地增进营养和促进健康,反之就有可能造成机体对食物营养摄入过剩或缺乏,从而导致缺铁性贫血、骨质疏松、肥胖、糖尿病、冠心病等营养性疾病。

95.营养膳食的搭配原则包括哪些

(1)营养膳食的主食搭配。将细粮与粗粮,粮谷与豆类、薯类、瓜类等食物进行科学搭配,使得主食既丰富多彩又营养合理。

(2)营养膳食的荤素搭配。荤菜与蔬菜所含的营养成分是不同的,营养作用也各有特点,因而,营养膳食讲究合理的荤素搭配。

(3)营养膳食的粗细搭配。从摄入营养素全面丰富,机体对食物的消化、吸收作用等进行全盘考虑的科学饮食,必须讲究合理的粗细搭配,采取有粗有细的均衡膳食。

(4)营养膳食的多样搭配。市场上食品种类繁多,但其所含的营养成分各不相同,应重视每日膳食的种类。根据我国实际情况,提出每人每天的食物种类应在 30 种以上。

(5)营养膳食的水陆搭配。在选择动物性食物作为蛋白质供给时,应当做到水陆食物的合理搭配。此外,还应注重水产食品的海陆平衡,在同样选择水产品作为蛋白质供给时,必须考虑海陆水产品的合理调配,以使两者在营养上优势互补。

96.怎样配菜才能提高营养价值

配菜的方法很多,包括味道的配合、质地的配合、色泽的配合、形态的配合。合理配菜不仅能使菜肴色、香、形、质俱佳,更重要的是可提高菜肴的营养价值。常见的配菜方法有以下几类。

(1)荤素搭配。这是最普通的配菜方法,如芹菜肉丝、家常豆腐、圆椒鱼片、土豆烧牛肉等,种类繁多。各种肉类不仅味道鲜美,而且含有丰富的蛋白质、脂肪和脂溶性维生素;而蔬菜则富含各种维生素和矿物质等。

(2)动物、植物蛋白搭配。在对各种食物的配菜中,为

了使各种食物蛋白质营养的优势互补，可进行肉类、蛋类、鱼类、豆类等食物间的合理搭配,如肉末蒸蛋、咸鱼蒸蛋、豆腐干肉丁等。

（3）动物、植物油合理调配。如烧蔬菜用动物油,烧荤菜用植物油等。

总之,通过合理配菜,可使食物主料、配料中所含的不同营养素互相取长补短，营养更加全面而又有利于人体吸收利用。

97.怎样进行蔬菜的科学搭配

不同种类的蔬菜及同一蔬菜的不同部位含有不同的营养成分,并且各种营养素的含量高低也不一样。为了获得比较全面的营养,提高蔬菜的食用营养价值,在烹制蔬菜时也要科学地进行搭配。比如,青豆含有丰富的维生素B族和烟酸,胡萝卜含有大量胡萝卜素。如果将这两种蔬菜搭配起来烹制,可以使这些维生素营养优势互补。再如大葱与毛豆一起烹制,由于葱内含有蒜素,可使毛豆中含有的维生素B功效提高10倍以上。又如蚕豆萝卜丁,萝卜含有维生素C和钙,蚕豆含有维生素B和烟酸,两种菜一起做可以互相补充,提高营养价值。另外,在蔬菜中适当配些荤菜,既可改善菜肴的自然风味,又可增加菜肴的营养价值,如在烹制家常豆腐、蒜苗、豆角中可配以适量的肉末。

98.怎样进行荤菜的科学搭配

(1)将不同种荤菜合理搭配。不同种类的荤菜类食物,各种营养素的含量各不相同。如猪肉类食物含有胶质蛋白、饱和脂肪酸;鱼类食物含有不饱和脂肪酸、细嫩质优的蛋白质;蛋类食物中含有丰富的维生素A、卵磷脂等营养成分。通过荤菜类食物的合理搭配,不仅可达到优势互补,且有助于人体的消化吸收。如肉末蒸蛋、咸鱼烧肉等。

(2)荤菜与适量蔬菜合理搭配。在一些荤菜中搭配一定量的蔬菜,既可使营养更为全面合理,也可使菜肴油而不腻、味道适口。如猪肝可以补血,雪菜含有较丰富的铁、维生素C等,两者合理搭配,补血效果会更好;又如牛肉蛋白质含量丰富又具有健脾养胃作用,如果与土豆相配烹制,不仅可以解牛肉之腻,而且土豆中含有较丰富的维生素C,具有保护胃黏膜的作用,从而更有利于健脾养胃与营养保健。

99.加热对肉类蛋白质的影响

不同的加热方法对肉类蛋白质的影响是不同的。如肉类用冷水煮,随着温度逐渐增高,表面的蛋白质慢慢凝固,肌肉中的一些蛋白质慢慢溶于汤中,可增加汤液的鲜味,而肌肉本身的鲜味下降;如用沸水煮肉,肉块表面蛋

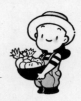

白质迅速凝固,可保护肌肉内容物不溶出,肉味鲜,但汤味较差。如油炸肉块可以使肉表面的蛋白质更迅速地凝固,形成一层结实的膜,使得肉中可溶性物质损失较少,保证了肉味的鲜美;但是,当蛋白质受热温度过高或加热时间过长,肉类会发生严重脱水,质地变得又老又硬,严重者蛋白质分子发生断裂或者热降解,使部分蛋白质中氨基酸被破坏脱氨基,如赖氨酸、色氨酸、精氨酸及组氨酸,从而降低了食物蛋白质的营养价值,甚至还可能产生致癌物质。

100.加热对鱼类蛋白质的影响

通常认为鱼水煮最好,因为那样不流失蛋白质。不过,部分维生素和矿物质会溶解在汤里,人们往往又不像喝肉汤一样喝鱼汤。其实,煎鱼、烤鱼都不会造成营养丧失,而且也容易消化。因为当用高温油炸时,鱼体表面的蛋白质因骤然受高热,变性速度加快,迅速凝固成一硬壳保护鱼肉中渗出的水分,从而能保持鱼肉鲜嫩。当然,烹饪鱼类最为常用,又最能保存蛋白质营养的方法是清蒸。一般新鲜鱼体肌肉的含水量较高,当鱼体受热到 $60\sim80℃$ 时,鱼肉的细胞膨胀,凝胶蛋白开始变性,蛋白质与水分子分离,部分水分渗出,这时蛋白质并未转化成固体蛋白质,所以比较松软。

101.加热对谷类碳水化合物的影响

在谷类碳水化合物中90%是淀粉。因而,加热对谷类碳水化合物的影响其实就是淀粉的变化,而淀粉的变化主要表现为淀粉的糊化。谷类淀粉是由葡萄糖分子构成的,可分为直链淀粉(如粳米)和支链淀粉(如糯米)两种,它们在冷水中都不溶解。加热时,水分子可以进入淀粉内部,与部分淀粉分子结合,淀粉粒吸水膨胀。继续加热达到一定温度,淀粉粒内部分离、破裂、互相黏结,成为具有黏性的胶体溶液,这种变化就是淀粉的糊化。淀粉在达到糊化温度时,黏度增加,当淀粉糊化达到最高黏度时,如继续加热会使黏度下降。当停止加热使其冷却,则发生淀粉凝固,如煮饭、蒸馒头、烤面包等加工过程中,都有淀粉的糊化、凝固作用。糊化后的淀粉较为可口,并且有利于消化吸收,更易被淀粉酶水解。而未糊化或糊化不完全的淀粉较难消化,如夹生饭。

102.油脂对菜肴风味的影响

（1）油脂可以使烹调速度加快,菜肴成熟时间缩短,对某些质地鲜嫩的原料在加热过程中减少水分的流失,可避免一些营养素随水分流失。这与油脂沸点高、良好的导热性及加热后容易得到相对稳定的温度等物理特性有关。

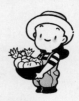

（2）在烹制菜肴过程中，油脂可使加工后的菜点具有一定的色泽，滋润光亮。其原因除了本身色泽对菜点的影响外，原料中的蛋白质、淀粉、糖类等物质受高温油脂影响也可发生分解变色。

（3）用高温油炸动物性原料，可使肉的表面温度很快上升，这时蛋白质立即凝固，肉体表面形成一层结实的膜，从而减少肉内可溶性物质的流失，并且突出了原料的本味和香味。

总之，油脂在烹饪过程中不仅使营养素损失减少，而且有些原料还会吸收部分油脂，变得酥脆，易消化吸收，并可保持菜肴一定的色泽和香味。

103.烹饪对水溶性维生素的影响

水溶性维生素主要包括维生素 B_1、B_2，维生素 C 等，它易溶解于水中，并且不耐热和光。因此，这类维生素一旦遇热容易被破坏。在碱性环境中极易被破坏，其破坏程度随着 pH 值增大而增加，在酸性环境中比较稳定。故新鲜蔬菜加醋烹调，可减少维生素 B_1、B_2，维生素 C 的损失，加淀粉勾芡，可起到保护维生素 C 的作用。如醋熘白菜、糖醋黄瓜条等。

维生素 C 是维生素中最不稳定的一种，很不耐热并易被氧化。蔬菜类如切得过碎、烹制前放置过久，都可导致氧化而加重维生素 C 的损失；另外，将切好的菜叶完全浸在水中，烹制后菜中的维生素 C 可损失 80% 以上。因此，在对蔬菜预处理时应做到先洗后切，以减少水溶性维生素的损失。一般来说，含维生素 C 的食物烹调时间越长，损失就越大，因此，烹调蔬菜提倡急火快炒。为缩短加热时间，制作菜汤可先将汤煮沸，然后再加菜。如果利用微波炉制作菜汤，则可保证全部维生素 C 不被破坏。

104.烹饪对脂溶性维生素的影响

脂溶性维生素主要包括维生素 A 和胡萝卜素（维生素 A 原）、维生素 D、维生素 E 等。在通常的加热烹饪中，无论是维生素 A 还是胡萝卜素都较为稳定，几乎没有多少损失。由于维生素 A 易溶于脂肪中，因而在油炸食物时，部分维生素 A 会溶解于高温油中而受到损失。但与脂肪一起烹调时可大大提高维生素 A 原的吸收利用率，如胡萝卜红烧羊肉。维生素 D 在热、氧、碱性条件下均较稳定，但对光很敏感。油脂的氧化酸败，能使油脂中维生素 D 的含量大为下降。维生素 E 对氧较敏感，特别是在碱性条件下加热食物，可以使维生素 E 完全遭到破坏。在大量油脂中烹调食物，脂肪中所含的维生素 E 有 70%~90% 被破坏。

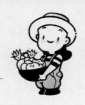

105.烹饪对矿物质的影响

食物中的矿物元素及其化合物大多可溶于水,特别是钠、钾、铁、磷等。水的温度升高,可使更多的矿物质从原料中析出。此外,切碎的原料大小、水量的多少、加热时间的长短、溶液的 pH 值等,对原料中的矿物质析出也有影响。如果在烹饪中将食物先洗后切、切成较大块、减少浸泡时间等均可减少矿物质的损失。当然,对汤菜来说,原料矿物质的溶出有利于消化吸收。食物在受热时其内部水分便流出,其中的矿物质大部分也就随着水分一起流出。如炖鸡汤,鸡中部分可溶性钠可溶于汤中。在烹制排骨时加点食醋,骨头中的钙遇到醋酸便生成既能溶于水又可被人体吸收利用的醋酸钙。在烹饪食物时产生的一些有机酸,如草酸、磷酸等,能与一些金属离子如锌、钙、铁、镁等结合,形成难溶性的盐或化合物,影响这些矿物质的吸收。因此,对于富含草酸、磷酸等有机酸的蔬菜,应先在沸水中过一下以去掉有机酸,然后再进行烹调,可减少矿物质的损失。

106.加热对膳食纤维的影响

膳食纤维是构成植物体的主要成分,在所有植物性食物中都含有膳食纤维,虽然它们是由糖分子组成的碳水化合物,但很难被高温、酸、酶所水解,因而也不易被机体消化吸收。但如果食物经烹调加热后,可使部分膳食纤维变成可溶性状态,食物的细胞结构发生变化,增加体内消化酶与植物性食物中营养素接触的机会,从而提高营养物质的消化率。另外,碱、水的浸泡和加热有助于膳食纤维吸水润涨,使食物质地略为变软。

107.水在烹饪食物时的变化如何

水分的存在状态、含水量的高低不仅影响原料的新鲜度和储藏性能,而且与食物的感官品质和营养价值具有密切关系。

食物在烹饪过程中,由于蛋白质的变性破坏了原来的空间结构,导致其保水能力下降,引起水分流失。大多数烹饪原料,特别是新鲜的蔬菜、水果、乳类等都含有大量的水分。如牛肉丝炒熟后,体积缩小,重量减轻,并且吃起来老硬无味,这就是因为牛肉丝中水分流失所致。如在炒牛肉丝前先在清水中浸泡,并在炒前挂糊即可解决水分流失的问题。

在烹调食物时要添加某些调味料,这些调味料可在食物原料周围形成一个渗透压溶液,如果渗透压大于原料内部水溶液的渗透压,则原料中的水分就会向外部溶液渗透,导致原料水分流失。因此,在烹饪菜肴时不宜过咸,以保持水分。

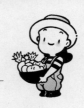

108.不同烹调方法对营养素的影响

(1)炒、爆、熘。由于迅速加热并且时间较短,因而使食物中各种营养素以及水分损失较少。

(2)炖、焖、煨。由于使用的温度较低并且烹调时间较长,使原料中蛋白质的变性较为温和,有利于消化吸收,但对水溶性维生素的损失较多。如果把炖、焖、煨熟后的汤液用来做调味剂或者汤,则可避免转移到烹调汤中营养素的损失。

(3)蒸。由于原料是在饱和热蒸汽下制熟的,所以可溶性物质的损失比较少。但由于需要较长的烹调时间,故因长期加热可增加维生素C分解量。

(4)炸。在烹调过程中,各种营养素都有不同程度的损失,如蛋白质因高温炸焦而严重变性,维生素B族、维生素C等水溶性维生素因此而被大量破坏。但如果将原料挂糊或上浆后炸,使得原料不与热油直接接触,可有效减少蛋白质、维生素等营养素的损失。

109.怎样选购与贮存粮食类

粮食类主要包括大米、面粉、高粱、玉米、小米等,现主要介绍我国居民常作为主食的大米、面粉及挂面的选购与贮存。

(1)选购大米时应选择富有光泽、"腹白"很少或基本没有、米粒整齐饱满、大小均匀、糠屑少、无虫害、无黏连；大米最好贮存于清洁干燥的木桶或缸内，并将少量花椒或数枚大蒜头包扎后放入米中，以防虫害。

（2）选购面粉时，用手抓一把面粉，手松开面粉也随之散开，其颜色纯白，略带香甜气味的为含水量少的上好面粉。贮存面粉时，应置于通风干燥处，并在面粉上放置一些杨树叶以防虫害。新旧面粉不要存放在同一个袋中。

（3）选购挂面时，先是看保质期，尽量选购生产日期近的产品，再检查纸包装的浆糊封口，如干燥无受潮和发霉，无黏连和虫蛀的为上品。贮存时，最好将筒状包装的纸拆掉，将挂面摊开放在通风处，并注意尽早吃完，最好随买随吃。

110.怎样选购与贮存蔬菜类

蔬菜的种类繁多，大致上可分为鲜豆类、根茎类、嫩茎叶苔花类、瓜菜类等。在选购时应注意：新鲜程度；壮老或嫩脆程度；大小均匀、形块完整与否；有否病变；有否虫害；色泽正常与否；是否有农药残留的可能。另外，还应挑选形状、颜色正常的蔬菜购买。一些"超常"蔬菜则可能用激素或农药处理过，如韭菜的叶子特别宽大肥厚、毛豆异常碧绿等。由于蔬菜种类繁多，其生长特性不尽相同，因而贮存方法也各不相同。如青菜、黄瓜可洗净后放入保鲜袋，贮于冰箱内；大白菜放在垫稻草的干燥处；花菜放在通风处还可在菜上洒些水；莴笋可刨去皮浸在淡盐水中；

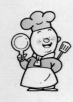

萝卜和胡萝卜放入保鲜袋,扎紧袋口放于干燥处;鲜蘑菇短期保存法是用清水浸泡等。对于各种蔬菜,原则上应该买新鲜的吃新鲜的。

111.怎样选购与贮存肉类

我国居民常食的肉类主要有猪肉、牛肉和羊肉三种。

(1)猪肉的选购与贮存。应选购表面不发粘,肌肉细密而有弹性,颜色自然鲜红,用手指压后不留指印,并有一股清淡的自然肉香味的猪肉。贮存猪肉时将鲜肉切成大块,浸在烧开凉后的酱油中并加盖,可存放2个月左右。在气温高的夏天,用浸过米醋的白纱布将鲜肉包起来,可存放保鲜24小时。

(2)牛肉的选购与贮存。新鲜的黄牛肉呈棕色或暗红色,中间有少量白色,切面有光泽,肌肉间无黄色脂肪。新鲜的水牛肉呈深棕红色,纤维粗糙而松弛,脂肪较干燥。新鲜的牦牛肉,肉质较嫩,微有酸味。贮存时,可将新鲜牛肉放在1%的醋酸钠溶液里浸泡1小时取出,一般可存放3天。

(3)羊肉的选购与贮存。新鲜的绵羊肉,肉质结实,颜色红润,纤维组织较细,略有脂肪夹杂其间,膻味较少。新鲜的山羊肉,比绵羊肉肉质厚略白,皮下脂肪和肌肉间脂肪少,膻味较重。羊肉一般以现购现烹为宜,如暂时吃不了的,可放少许盐腌渍2天,即可保存10天左右。

另外,贮存猪肉、牛肉、羊肉的另一种方法,是将整肉洗净后切成所需的大小,装入积少许清水的保鲜袋中扎紧袋口,放进冰箱的冷冻格中,可贮存2个月左右。

112.怎样选购与贮存禽蛋类

我国居民经常食用的禽蛋类主要有鸡肉、鸭肉、鸡蛋、咸蛋、松花蛋等。

(1)活鸡、活鸭的选购。凡是鸡毛光滑丰润、鸡冠鲜红、眼睛有神、胸骨不突出的为优质。当发现鸡打瞌睡、羽毛松弛蓬散、肛门处有屎,就应视为瘟鸡,不可购买。质量好的活鸭,羽毛丰满滑润,翼下及脚部皮肤柔软,胸骨不突出,行动敏捷。活禽宰杀后的贮存方法:洗干净后放入冰箱冷柜,可存放10天左右。

(2)鸡蛋的选购。新鲜的鸡蛋,蛋壳上有一层霜状粉末,壳完整、坚挺,无裂缝,无霉变,有光泽。鸡蛋的贮存:洗净后放入冰箱的冷藏室内,并且蛋大头朝下竖放。

(3)咸蛋的选购。好的咸蛋裹泥完整,无霉变,蛋壳无裂纹;将咸蛋在阳光下照视,其蛋白透明而清晰,蛋黄紧靠蛋壳的则为质量好的;反之,质量就差。咸蛋的贮存:洗干净且放在水中煮熟,晾干后重新放入盐水中,随吃随取,可贮存一年以上。

(4)松花蛋(即皮蛋)的选购。可将皮蛋放在手掌里掂一掂,感觉颤动大的,质量好;反之就差。还可以将皮蛋摇动,如无响声则好。剥去泥和砻糠的皮蛋,可看外壳,如灰

白色,无黑斑,无裂纹,则为质量好的。皮蛋的贮存:可将之放入坛内,坛口用塑料纸封好,随吃随取。

113.怎样选购与保存鲜鱼

选购时注意,好的活鲜鱼往往游在水底层,鳃盖起伏均匀呼吸,对外来刺激敏感;稍次一点的活鲜鱼,常用嘴贴近水面,尾部下垂,游在水的上层;漂在水面上的鱼为即将死去的鱼。新鲜的海水鱼(指死后不久的海水鱼),嘴紧闭,口内清洁无污物;鳃色鲜红、洁净,无黏液和异味;眼睛稍凸,眼珠黑白分明,眼面明亮、无白蒙;鱼体表面黏液洁净、透明,略有腥味;鱼的肉质硬实,并富有弹性,鳞片紧贴鱼身;鱼腹坚实不肿胀,肛孔不破,放入水中会沉于水底。

鲜鱼的保存方法有三种:一是鲜活鱼可用井水、河水放养,但不要用自来水,活鱼一般可放5天左右;二是将鲜活鱼宰杀洗净放置冰箱内;三是将鱼洗剖干净后抹少许盐腌渍4小时,春秋天可放存一周时间,冬天则更长。

114.怎样选购与贮存食用油

食用油可分为植物油和动物油两大类。在选购食用油时,一是要购买品牌知名度、市场占有率较高的产品,并在选购时注意产品标签上的厂名、厂址、等级、生产日期、保质期等内容。二是要注意观察产品包装是否严密，有无渗漏现象，是否澄清透明，有无明显的沉淀物质或其他可见杂质。三是在购买散装食用植物油时，还可以闻一闻气味是否正常，如有较明显的异味则表明油已经变质。

对于买回来的油贮存时要求：

（1）避光贮藏，可用棕色瓶或不透明的容器盛装贮藏。

（2）在干燥、阴凉、低温处贮藏。

（3）防氧化，容器内要装满油，不留多余空间，以尽量排出多余的空气，在油中加入丁香、花椒等也可防止油的氧化。

115.怎样选购与贮存糖

糖按外观分为白糖、红糖、冰糖。除红糖不分等级外，白糖和冰糖依种类、级别，质量上有差异，价格也不同。白糖可分为白砂糖和绵白糖，红糖也可分为机制赤砂糖和土制红糖，冰糖分为盆冰糖和单晶体冰糖两种，均是白砂糖再结晶的产品。糖的主体成分是蔗糖，不管糖粒大小，蔗糖含量越高则等级越高，价格越贵；相反，蔗糖含量低，杂质含量必然高，糖的纯度差，卫生性也差。选购白砂糖应以晶粒整齐、洁白明亮、流散性强为好；绵白糖应以绵软、雪白、不板结为好。红糖以浅色为好，溶化后不应有沉淀。

贮存糖时应注意防潮，且贮存时间不可太长。另外，

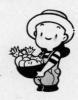

白糖在存放过程中,极易沾染上螨虫,这是一种只有借助显微镜或高倍放大镜才能看到的小昆虫。食用沾染螨虫的食糖,轻则能引起不同程度的腹痛,重则引起腹泻,若螨虫侵入泌尿系统,还可能引起尿频、尿急、尿痛等症状,因此贮存时要注意密封。

116.怎样选购与贮存盐

目前在市场上供应的盐大致有三种,即大盐、加工盐和精盐(又称再制盐)。大盐是海盐,适用于腌鱼、肉和菜等;加工盐由大盐磨制而成,盐粒较细,易溶化,常用作一般调料;精制盐是把大盐溶化成卤水,经过除杂处理后,再经蒸发成结晶的产品,呈细粉状,色泽洁白。在加工食盐时加入一定量的碘化钾和碘酸钾等碘化物即成为碘盐。我国居民食用盐多为碘盐,以下着重介绍碘盐的选购与贮存的方法。

食用盐属专营产品,应在有食盐零售许可证的商店购买。购买时,注意观看外包装袋上的标签,标签上应标注产品名称、配料表、净含量、制造或经销商的名称和地址、生产日期、贮藏方法、质量等级,各种标识要规范、齐全,并贴有防伪"碘盐标志"。食用盐产品感官应为白色、味咸、无异味,无明显的与盐无关的外来异物。颗粒均匀,干燥,流动性好。贮存时应存放在加盖的有色密封容器内,置于干燥、阴凉处,避免日光曝晒和空气吸湿,以防止碘盐受热、光和风等影响,导致氧化分解而使碘失效。同时,碘盐要随买随吃,一次不要购买太多而长期存放。

117.怎样选购与贮存酱油

目前市售的酱油,主要有天然发酵酱油、人工发酵酱油、化学酱油、减盐酱油、无盐酱油等。一般天然发酵酱油为最好,人工发酵的酱油次之。在选购酱油时要看内在质量和外观包装,其内在质量主要是指色泽、香气和滋味等。优质酱油呈红褐色或棕色、鲜艳、有光泽,品之滋味鲜美,味醇厚柔和,没有苦、涩、酸等不良异味和霉味,带有浓厚的酱香和酯香气,存放很久摇动瓶子时,酱油仍澄清、无沉淀、无霉花浮膜。至于外观包装,则包括标签、酱油等级等。标签上必须标明注册商标、生产厂家、地址、电话、生产标准、质量等级、生产许可证号、生产日期、保质期等内容。缺少以上任何一项标识的酱油,则可能为伪劣酱油而不能购买。酱油的保存:热天买回的散装酱油,应先煮沸,待冷却后再加盖保存;也可在冷却的酱油表面滴几滴食油,使油浮在表面与空气隔开,以阻止细菌的生长繁殖;或者在买回的酱油里放几瓣去皮大蒜,以利用蒜素来抑制细菌的生长繁殖,不使酱油长出白膜。

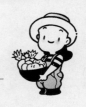

118.怎样选购与贮存醋

常用的食醋大致可分为两类,即酿造醋和合成醋。选购时,以购买酿造醋为好。具体应从以下几方面鉴别其质量:一看,食醋有红、白两种,优质醋要求颜色为琥珀色或红棕色或黑紫色;二闻,优质醋酸味芳香,没有其他气味;三尝,优质醋酸度虽高而无刺激感,酸味柔和,稍有甜味,不涩,无其他异味。此外,优质醋透明澄清,浓度适当,没有悬浮物、沉淀物、霉花浮膜。

醋的贮存方法:盛放散装醋的盛器,一定要干净无水,不用铜质、铝质的器皿。将醋放在通风的阴暗处,避免高温及阳光直射。开启使用后,每次做到及时加盖。如打开瓶盖时间太长,空气中的野生醋酸菌会混入其中,特别在梅雨高温季节,空气中的醋酸菌更易混入醋中生长繁殖,从而降低醋的质量。在醋中加点盐或滴几滴白酒,混匀后放置,既可防止食醋长白酸,又可使食醋变香。另外,在醋瓶中放一段葱白或几个去皮蒜瓣,也可起到防霉作用。

119.怎样选购与贮存味精

选购味精时,应去正规商店、超市购买大型企业生产的名牌产品,最好购买不易被掺假的晶体味精,购买时先观察塑料包装内壁是否粘附有细小晶体或水珠,优质味精晶体应洁白、均匀、无杂质、流动性好、无结块、无其他结晶形态的晶体,晶体颗粒不易堆积,干燥无湿润感。把味精放入水中,味精应完全溶于水,且水溶液应澄清透明,有强烈鲜味,无异味。若味精掺盐,因食盐易吸收水分而潮湿,粘附在塑料袋内壁,可见细微的水珠,颗粒间粘吸不易分散;若掺入淀粉的味精,可取少量味精加水溶解,加碘酒2滴,如显现蓝色可证实有淀粉;若味精中掺入小苏打,取少许味精加水溶解,再滴加盐酸,如见气泡产生可证实味精中有小苏打。

味精贮存时,要密封防潮,放在干燥通风处,这样可以长久保存而不变质。

(何贤君)

120.食物为什么会变质

食物在常温下放置一段时间后就会变质,变质的食物不仅外观发生变化,失去原有食物的色、香、味品质,营养价值也下降,会产生某些毒素危害人体健康。引起食物变质的主要原因是微生物。微生物无处不在,食物在生产、加工、运输、贮存、销售过程中,极易被微生物污染。只要温度适宜,微生物就会生长繁殖,将食物中的蛋白质分解成肽类、有机酸。此类物质会发出氨臭味及酸味,食物也因此失去原有的坚韧性及弹性,并出现色、味的异常。

其次,食物变质还与酶有关。在酶的作用下,食物的营养素被分解成多种低级产物。食物变质的第三个原因是食物的化学反应。油脂的分子式中有不饱和分子键,极易被氧化,氧化后的油脂一般有较浓重的哈喇味,如变质的肥肉其颜色还会出现黄变的现象。

121.各类食品的保质期有多久

所谓食品"保质期",是指在食品标签上规定的条件(如温度、湿度等)下,对该食品可以食用的最终期限。如超过此期限,按照食品卫生法为不允许销售与不能食用的食品。为确保卫生与健康,在购买食品时要注意查看保质期。我国有关部门对 9 类食品保质期作出的基本规定如下。

(1)奶粉:罐装为 12 个月,塑料袋装为 4 个月。

(2)甜炼乳:罐装为 9 个月,瓶装为 3 个月。

(3)麦乳精:罐装为 12 个月,瓶装为 9 个月,塑料袋装为 4 个月。

(4)糖果:第一和第四季度生产的为 3 个月,第二、三季度生产的为 1~2 个月。

(5)罐头:鱼类、禽类、水果、蔬菜罐头为 24 个月;果汁、蔬菜汁饮料为 6 个月;油炸干果、番茄酱罐头为 12 个月。

(6)酱油和食醋:6 个月。

JIATING YINGYANG XIAOSHOUCE

（7）汽水：瓶装为 3 个月，罐装为 6 个月。

（8）酒类：葡萄酒、果酒为 6 个月；啤酒为 2~4 个月；黄酒、汽酒为 3 个月。

（9）饼干：罐装为 3 个月，袋装为 2 个月，散装为 1 个月。

以上仅为对各种食品保质期的基本规定，至于具体的食品保质期限，不同厂家的生产工艺与科技含量有所不同，因而在购买时应注意看清食品标签上的出厂日期与保质期限。

122.食品放进冰箱是否就能保鲜了

在日常生活中为了对食品保鲜，大多数家庭都是采用冰箱冷藏保鲜的方法。并且，还认为把平常买回来的各种食物，只要塞进冰箱就万事大吉了。其实不然，因为在冰箱的低温环境中细菌的活动并没有停止，只是减慢了。物品处于相对干燥、寒冷的环境下，所以不易发霉变质。随着保存时间的推移，食物也会慢慢变质的。另外，还有一类细菌，可在低温下生存、繁殖。要是放进冰箱中的食物受到这种细菌的污染，人吃了被污染的食物，就可能引起食物中毒，所以冰箱并不是保险箱。食品在冰箱中的保存时间不能太长，一般保鲜参考期限，鱼类：冷藏 1~2 天，冷冻 3~6 个月；鸡肉：冷藏 2~3 天，冷冻 1 年；肉类：生肉冷藏 1~4 天，冷冻 1~9 个月；鲜鸡蛋：冷藏 1~2 个月；海鲜:冷藏 1~2 天,冷冻 2~3 个月;罐头:冷藏 1 年;冰淇淋:冷冻 1~2 个月;淀粉类食品不宜在冰箱中存放。

123.怎样清除蔬菜上的残留农药

（1）浸泡水洗法。这是清除蔬菜上残留农药的基本方法。此法主要用于叶类蔬菜。一般先用水冲掉表面污物,然后用清水浸泡半小时左右。在浸泡时可加入少量果蔬清洗剂，以增加农药的溶出，然后再用流动水冲洗 2~3 遍。特别要指出的是韭菜，由于其虫害常常生长在菜体内,表面喷洒杀虫剂难以起作用,部分菜农就用大量高毒杀虫剂灌根,而韭菜具有内吸毒特性,所以韭菜被污染的情况相对严重一些。因此,韭菜最好浸泡 1~2 小时。

（2）碱水浸泡法。蔬菜上喷洒的农药有 70% 是有机磷杀虫剂,有机磷杀虫剂在碱性环境下分解迅速,故此法用于清除农药污染能取得较好的效果。可先将蔬菜表面污物冲洗干净,然后浸泡到碱水中（一般 500 毫升水中加入 5~10 克碱面,碱面俗称小苏打）5~15 分钟,然后用清水冲洗 3~5 遍。

（3）去皮法。削皮是一种较好的去除蔬菜表面农药污染的方法。此法可用于黄瓜、胡萝卜、冬瓜、南瓜、西葫芦、萝卜等，但要注意避免削过皮后再次污染。

（4）贮存法。对易于保存的蔬菜可通过一定时间的存放，使农药缓慢地分解为对人体无害的物质或减低农药残留量。此法适用于不易腐烂的蔬菜,如冬瓜、南瓜、土豆等。

（5）加热法。对于氨基甲酸酯类杀虫剂,随着温度升高,分解加快。常适用于芹菜、菠菜、小白菜、圆白菜、青椒、菜花、豆角等。方法是先用清水将表面污物洗净,放入沸水中 2~5 分钟捞出,然后用清水冲洗 1~2 遍。

在实际生活中,可以将上述几种方法结合使用,会得到更好的清除效果。

124. 多吃烤肉串易致癌

烤肉串是将切成片的羊肉、猪肉、牛肉等肉类直接放在火上熏烤而制成的肉食品,有许多人喜爱吃。然而,烤肉串所产生的有毒物质,对身体毒害很大。由于木炭、煤炭、锯末等材料燃烧不完全,可产生大量多环芳香烃类毒物,污染了烤肉串,然后随食物进入体内与机体细胞内的脱氧核糖核酸、核糖核酸、蛋白质结合,从而使机体的正常细胞失常发生癌变。据检测发现,在烤肉串中还含有致癌物质 3,4-苯并芘。这种致癌物质随食物进入食管、胃内可导致食管癌、胃癌的发生,注入动物皮肤表层即引起皮肤癌,注入肌肉则引起肌肉萎缩。因此,对于采用木炭、锯末等燃料熏烤方法制作的烤肉串不能多吃。

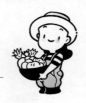

125.怎样鉴别"有毒"水发食品

在市场上购买水发食品时应特别谨慎。有些不法之徒为了牟取不义之财,常用有毒的甲醛来加工、生产水发食品。经甲醛处理后的水发食品体积膨胀至原来的 2~3 倍,重量也会增加 2 倍多,颜色变得发红。一些不了解真相的消费者误认为个大、发红的水发食品一定新鲜、肉多,结果掏几倍的价钱买回了对身体有极大危害的食品。

鉴别是否为甲醛水发食品可采用以下三种简单方法:一是眼看,即看水发食品颜色是否正常。如果食品非常白,超过其应有的白色,而且体积肥大,应避免购买和食用。二是鼻嗅,水发食品留有一些刺激性的异味,所以通过闻的方法可初步鉴别。三是手摸,即用手触摸食品。用甲醛泡发的食品,组织结构被破坏,蛋白质发生变性,食品会失去原有的特征,手一捏食品很容易碎。如果水发食品在加热后迅速萎缩,那很可能就是甲醛泡发食品,应避免食用。

126.哪些食品卫生问题可投诉

根据《食品卫生法》有关规定,消费者因吃了某些食物所导致的食源性疾患或造成其他损害的,都可以向销售者依法提起索赔。

所谓食源性疾患,是指凡是通过摄食进入人体的致病因素,使人体患感染性或中毒性疾病的,包括食物中毒和其他食源性疾患,如猪绦虫病、囊尾蚴病、旋毛虫病、弓形虫病、结核病、布氏菌病、炭疽病、口蹄疫等经食物传播的人畜共患疾病。"其他损害"主要指除了食源性疾患以外的损害,如食品中含有玻璃等异物,使消费者因此而引起口腔划伤出血等。

消费者在举报并提出索赔时,必须能够提供造成食源性疾患或其他损害的事实根据,即销售者违反食品卫生法的有关行为,而且这种违法行为与造成的疾患之间有因果关系。如消费者提供了腐败变质的、含有异物的、含有致病性微生物或毒素的、超过保质期的、未经兽医检疫的肉制品等等,才能具有足够依据提出索赔。

(刘 巍)

127.野生蘑菇为何不能随便吃

很多蘑菇和其他种类的菌都是可以吃的,其中一些不但美味可口,而且含有丰富的矿物质和纤维。但是采食野生蘑菇是很危险的,每年都有人因吃了有毒蘑菇而死亡。有毒的蘑菇约有 80 多种,其大小、形状、颜色、花纹等变化多端。所以,没有经验的人很难鉴别哪些蘑菇是有毒的,哪些是无毒的。毒蘑菇含有植物性的生物碱,毒性强烈,可损害肝、肾、心、脑,即使微量被吸收到人体内也是很危险的。进食毒蘑菇后,一般经 1~2 小时即出现中毒症状。如剧烈呕吐、腹泻并伴有腹痛、痉挛、流口水,有的可

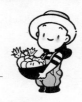

进入兴奋状态,手指颤抖,伴有幻觉。所以,没有采蘑菇经验的大人和小孩,千万不要随便采野生蘑菇吃,以防中毒。

128.为何不宜生食海鲜

生食海鲜极易危害人体的健康。因为在各种鲜活的海鲜体内,潜藏着多种多样的致病细菌和寄生虫,如致病性弧菌、肺吸虫等。一些贝类还含有有害病毒,如甲型肝炎病毒等。若养殖海鲜的海水受到粪便等的污染,海鲜体内还可能含有大肠杆菌和沙门氏菌等。另外,一些鱼类的细胞组织极易腐败,产生胺类化合物,可引起人体变态反应。有关资料显示,我国沿海鱼、虾、蟹的体内含有多达86种寄生虫,其中有19种是我国首次发现的。人若吃了含有这些致病性微生物以及病毒、寄生虫的生海鲜,有可能引起致命的感染及患上食源性寄生虫疾病。如吃生鱼易患肺吸虫病。肺吸虫的幼虫常侵入淡水鱼的皮下、肌肉等处,人若吃了未烧熟的鱼肉,就有染病的危险。所以为了你的健康,请不要生食海鲜,以防止食物中毒。建议食用海鲜最好烧熟煮透,彻底杀死可能含有的这些致病性微生物、病毒和寄生虫,防止感染疾病。

129.四季豆为何要煮透才能吃

食用四季豆时一定要注意烧熟,以防止食物中毒。因为新鲜四季豆含有皂素和细胞凝集素等有毒物质，这些有毒物质需加热到100℃后经过数分钟才能被破坏，在未经充分烧熟的新鲜四季豆中含量很高，因此吃了未经充分烧熟的四季豆，就有可能发生四季豆中毒。防止四季豆中毒，主要应在烹饪四季豆时充分加热，以彻底破坏其所含的皂素。为了彻底破坏掉这些有毒物质，在烹饪四季豆时应加入适量水，旺火快烧并在锅内焖数分钟，同时应注意四季豆的各部分受热均匀，待四季豆颜色变黄、无豆腥味时才可食用。

130.发红的甘蔗还能吃吗

甘蔗的贮存时间和出售时间过长，会受到霉菌污染。霉菌侵入甘蔗后，迅速生长繁殖，并产生毒素，使甘蔗发霉变色。食用霉变甘蔗引起的食物中毒，其原因是霉变甘蔗含有神经毒素3-硝基丙酸。中毒以中枢神经系统损伤为主，一般在进食甘蔗2~3小时后发病。轻者有呕吐、头晕、头疼等症状，严重者出现眼球凝视、阵发性抽搐、大小便失禁，甚至昏迷、呼吸衰竭。病死率及后遗症发病率达50%，目前还没有特效治疗措施。因此，食用甘蔗一定要辨别好坏。霉变甘蔗的特点是外皮失去光泽，去皮后蔗肉由白色变为粉红色或棕褐色，质地松软，味酸，有霉味和酒糟味。疑有霉变、发红的甘蔗切不可食用。

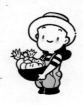

131.如何防止"菠萝病"发生

由于菠萝中含有一种菠萝蛋白酶，有些过敏体质的人吃菠萝后会引起中毒，俗称"菠萝病"或"菠萝中毒"。常发生在吃后 15 分钟至 1 小时，出现恶心、呕吐、腹痛、腹泻，同时出现过敏症状，如皮肤潮红、全身发紫、四肢及口舌发麻，严重的会突然晕倒，甚至出现休克等症状。因此，有菠萝过敏史者忌食菠萝。对"菠萝病"的预防，可把菠萝削皮后切片，置于盐水中浸泡或加热后再吃。经过盐水浸泡的菠萝，吃起来更加甜润爽口。

（何贤君）

132.少吃肉、蛋真能减肥吗

很多人都有个错误观念，以为少吃肉、蛋，只吃素就可以减肥，于是大吃特吃水果、炒菜及各类素卤味、素甜品等，结果体重不但没减轻，反而有增长之势。人需要进食是自然的身体机能，强迫自己节食来减肥，身体的需要不能被满足，虽然短时间内可能会减轻体重，但压抑过久却会引来反作用，结果使新陈代谢减慢，甚至有发生厌食及暴食症的可能。

133.老年人吃素能长寿吗

现代医学充分证实,合理饮食是长寿之本。不合理的营养会缩短寿命 5~7 年,只有合理的、均衡的营养,才能有益于长寿。老年人由于热量消耗减少、食欲减退,或者出于减肥和防治高血压的目的,而禁荤吃素。这实际上是不智之举,对身心健康有害。人体衰老、头发变白、牙齿脱落、骨质疏松及心血管疾病的发生,可能与锰元素的摄入不足有关。缺锰不但影响骨骼发育,而且会引起周身骨痛、乏力、驼背、骨折等疾病。缺锰还会引起思维迟钝、感觉不灵。植物性食物中所含的锰元素,人体很难吸收,而肉类食物中虽然含锰元素较少,但容易被人体吸收利用。所以,吃肉是摄取锰元素的重要途径。可见,老年人单纯靠吃素是不可能长寿的。

134.吃补品对延年益寿有帮助吗

对于大多数健康的成年人来说,根本不需要吃补品。生命机体维持健康状态所需要的数十种养分,不可能从补品中全部获得,只能从每天吃的各种食物中获取。有越来越多的事实告诫我们,营养补品吃多了,反而会造成营养失衡。比如有人喜欢长期服用大剂量鱼肝油、维生素 AD 丸,可发生维生素 A 中毒症状,如骨骼痛、头痛、呕吐、皮肤瘙痒、毛发干枯、脱发、厌食和低烧等。还有人喜欢长

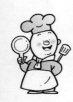

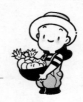

期服用维生素C,可使尿酸盐结晶在尿路形成结石。过多地服用含铁补血药,则可引起铁中毒,出现呕吐、腹泻、精神错乱、昏睡等症状。所以,吃补品对延年益寿是没有帮助的,吃多了反而会产生负面效应,损害健康。

135."有钱难买老来瘦"的说法对吗

很多老年人以瘦为健康,认为"有钱难买老来瘦"。其实,这种认识是错误的。"老来瘦"者身体的新陈代谢和各种生理功能都比正常老人低,体质相对较弱,对饥饿和劳累的耐受能力差,在日常生活中常常会感觉精神不振,易出现疲劳和头晕目眩的现象。如果遇到突发事件或生活及自然环境的强烈变化等恶劣情况,一般难以适应。老年体瘦者,由于皮肤变薄和干枯,皮脂腺分泌减少,老年性皮疹、皮肤角化症、皮肤瘙痒症等老年性皮肤病的发病率也明显升高。瘦弱的老人免疫功能往往低下,对病毒和细菌等病原微生物的抵抗力较弱,容易患感冒、发热、慢性支气管炎、肺炎、肺结核等呼吸道疾病及消化不良、胃炎、胃溃疡、肠炎等消化道疾病。此外,体瘦者由于体内贮存的能量物质很少,一旦患病,往往经不起疾病尤其是慢性消耗性疾病的折磨,使疾病痊愈的时间延长,甚至很难渡过危及生命的难关。

136.浓茶解酒好吗

茶有利尿作用,酒后适量饮些茶水,可以加速酒精排泄,使人较快地解除醉酒状态。但是,酒后大量饮浓茶是不好的。因为,酒精在消化道被吸收后,90%在肝脏进行降解。酒精先被肝脏的醇脱氢酶转化为乙醛,然后再被醛脱氢酶转化为乙酸,最后分解成水分和二氧化碳排出体外,一般来说,这一过程需要2~4小时。而酒后大量喝浓茶,茶叶中的茶碱可较快地作用于肾脏而产生利尿作用。这样,酒精转化为乙醛后尚未来得及再分解,便从肾脏排出,而使肾脏受到大量乙醛的刺激,影响肾功能。此外,饮茶过多会增加心脏负担,这对患高血压病、心脏病的人尤为不利。因此,酒后不宜多饮浓茶,可吃些柑橘、苹果之类的水果,如无水果,喝杯果汁或糖水也有助于解酒。

137.馒头是不是越白越好

馒头并非越白越好。现在面粉生产厂家普遍使用一种叫氧化苯甲酰的增白剂,对面粉有显著的增白效果,但使用量远远超过国家规定的标准。更有一些非法经营者大量使用甲醛次硫酸钠来增白,它是一种工业用漂白剂,是国际公认的致癌物质,严重危害着消费者的健康。再有,如今市场上的白馒头,白得令人生疑,过去听人说做馒头用硫磺一熏就可达到雪白的效果,而现在面粉里掺滑石粉、添加剂、增白剂,已经是某些面粉加工企业的正常生产程序了。为了达到赚钱的目的,坑害消费者的案件屡见报端,想想现在每天食用的雪白的馒头,天长日久,真不知有多少有害成分残留在体内。所以,作为消费者,我们应该彻底转变消费观念,彻底认清馒头绝不是越白越好,坚决拒绝食用过白的馒头。

138.喝豆浆"五忌"

豆浆营养丰富,富含人体所需优质植物蛋白,八种必需的氨基酸,多种维生素及钙、铁、磷、硒等微量元素,不含胆固醇。而且其营养易于消化吸收,故适合于经常饮用,但若喝法不当,不仅得不到营养,反而会招致疾病。因此,喝豆浆应注意以下"五忌"。

(1)忌未煮透。未煮透的豆浆含胰蛋白酶抑制物,该酶在煮沸后再煮 3~5 分钟才能被破坏,喝了未煮透的豆浆,会发生消化不良、恶心、呕吐、腹泻等症状。

(2)忌冲鸡蛋。鸡蛋中的黏液性蛋白容易和豆浆中的胰蛋白酶结合,产生不被人体吸收的物质而降低营养价值。

(3)忌加红糖。红糖里的有机酸能和豆浆中的蛋白质结合,产生变性沉淀物,而白糖则没有这种现象。

(4)忌喝过量。一般成人喝豆浆一次不宜超过 500克,小儿酌减。一次喝得过多,容易导致蛋白质消化不良,出现腹胀、腹泻等不适症状。

（5）忌装暖瓶。豆浆中的皂甙能使保温瓶里的水垢脱落，放置时间一长，细菌生长繁殖，豆浆即变质。

139.喝酸奶"五忌"

酸奶味道酸甜可口，是许多孩子喜爱的饮品。但喝酸奶有"五忌"。

（1）忌过多饮用。过多饮用酸奶会造成某些营养物质暂时过剩而可能引发代谢障碍，特别是嗜酸乳杆菌摄入过多会导致肠道中原有的微生物菌群生态平衡失调，从而引发某些肠道疾病。

（2）忌煮沸饮用。酸奶中的嗜酸乳杆菌是活的细菌营养体，若煮沸，活菌变为死菌，就会使菌体失去其特有的保健功效。当然，也不要用开水冲服，以免嗜酸乳杆菌被杀灭或活力下降。

（3）忌空腹饮用。嗜酸乳杆菌的存活与胃肠道中的酸碱度（pH值）密切相关。喝酸奶的最适宜时间应在饭后2小时以内，此时胃液的pH值最适宜于嗜酸乳杆菌的存活与生长，从而有利于发挥其独特的保健功效。

（4）忌与药物同服。饮用酸奶前后最好不要服用药物，特别是红霉素、氯霉素、磺胺类药及其他抗生素药物，以免酸奶中的嗜酸乳杆菌被杀灭或活力下降。同样，饮酸奶前后最好不要喝浓茶。

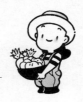

(5)忌给婴儿喂食。酸奶含钙量较少,婴儿正在生长发育,需大量钙;且酸奶中由乳酸菌生成抗生素,虽能抑制和消灭很多病原微生物,但同时也破坏了对人体有益菌的生长条件,同时也影响正常消化功能,尤其对肠胃炎的婴儿和早产儿更不利。

140.食用鸡蛋"五忌"

鸡蛋是一种营养非常丰富、价格相对低廉的常用食品。它的食用对象相当广泛,从4~5个月的婴儿一直到老人,都适宜食用鸡蛋。但是,食用鸡蛋有"五忌"。

(1)忌食生鸡蛋及半生不熟的蛋。生鸡蛋含有很多细菌、寄生虫卵,可致病。生蛋白含有抗胰蛋白酶和抗生物素,可引起脱发、体重减轻及皮肤发炎。

(2)忌食裂纹蛋。因为蛋壳本身十分脆薄,如在贮存、包装或运输过程中经震动、挤压等,极易造成裂纹蛋。裂纹蛋若存放时间较长,不可以食用。

(3)忌食搭壳蛋。搭壳蛋俗称贴皮蛋,是因为鸡蛋贮存的时间过久,蛋黄紧贴蛋壳不动,贴皮处呈深黄色并有异臭,这种蛋不能食用。

(4)忌食霉蛋。鸡蛋受到潮湿或遭雨淋、水蚀,会把蛋壳表面的保护膜洗掉,细菌侵入蛋内而霉变,蛋的周围有黑斑点,这种蛋不能食用。

(5)忌食臭蛋(腐败蛋)。蛋内因细菌繁殖而引起腐败现象的叫臭蛋。这种蛋不透光,打开后臭味很大,蛋白蛋黄混浊不清,色黑,不能食用。

141.煮牛奶的禁忌

牛奶的营养价值很高,对人体健康有很大的作用。现在人们越来越认识到牛奶的价值,但是在煮牛奶时必须注意几个禁忌。

(1)忌高温久煮。牛奶加热时,牛奶中呈胶体状态的蛋白质微粒发生变化,在60~62℃时出现脱水现象,从而变成凝胶状态,随之还会出现沉淀。达到100℃时牛奶中的乳糖会焦化,并会使牛奶味道差很多。

(2)煮牛奶忌用文火。文火煮牛奶所需的时间较长,牛奶中的维生素等营养物质容易被氧化破坏,从而降低牛奶的营养价值。

(3)热牛奶忌贮在保温瓶里。随着时间延长热牛奶的温度会下降,细菌在温度适宜时便会大量繁殖,使牛奶酸败变质。因此,煮好的牛奶宜在稍冷后便立即饮用,不宜保温久贮。

(4)煮牛奶忌先加糖。有些人习惯将牛奶与糖共煮,这种做法不好。因为牛奶中的赖氨酸和糖在高温下会发生反应。

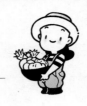

142.六种水不能喝

水与健康有着非常密切的关系,人不可以一天没水。但必须注意以下六种水不能喝。

(1)生水。生水有各种各样的对人体有害的细菌、病毒和人畜共患的寄生虫。喝了生水,很容易引起急性胃肠炎、病毒性肝炎、伤寒、痢疾及寄生虫感染。

(2)老化水。俗称"死水",也就是长时间贮存不动的水。老化水中的有毒物质,随着水贮存时间增加而增加。

(3)千滚水。千滚水就是在炉上沸腾了一夜或很长时间的水,还有电热水器中反复煮沸的水。这种水因煮沸过久,水中不挥发性物质如钙、镁等重金属成分和亚硝酸盐的含量很高。久饮这种水,会干扰人的胃肠功能,出现暂时腹泻、腹胀。

(4)蒸锅水。蒸锅水就是蒸馒头等剩锅水,特别是经过多次反复使用的蒸锅水,亚硝酸盐浓度很高。常饮这种水,或用这种水熬稀饭,会引起亚硝酸盐中毒。

(5)不开的水。饮未煮沸的水,患膀胱癌、直肠癌的可能性增加 21%~38%。当水温达到 100℃,有害物质会随蒸汽蒸发而大大减少,如继续沸腾 3 分钟,则饮用安全。

(6)重新煮开的水。水煮了又煮,使水分再次蒸发,亚硝酸盐浓度升高。常喝这种水,亚硝酸盐会在体内积聚,引起中毒。

143.饮茶"十忌"

(1)忌空腹饮茶。空腹饮茶,时间长了,可使人消化不良或大便秘结,感到心慌。

(2)忌饮烫茶。太烫的茶水对人的咽喉、食管和胃刺激较强。如果长期饮用太烫的茶水,可能引起这些器官的病变。

(3)忌饮冷茶温茶。热茶能使人神思爽畅,耳聪目明;冷茶、温茶对身体则有滞寒、聚痰的副作用。

(4)忌浓茶。浓茶含咖啡因、茶碱多,刺激性强,易引起头痛、失眠。

(5)忌冲泡时间太久。冲泡时间过长,可使茶水汤营养价值大大降低。

(6)忌冲泡次数过多。一般茶叶在冲泡 3~4 次后就基本上没有什么茶汁了, 再多次冲泡就会使茶叶中的某些有害成分也被浸出。

(7)忌饭前饮茶。饭前饮茶会冲淡唾液,使饮食无味,还能使消化器官吸收蛋白质的功能下降。

(8)忌饭后马上饮茶。茶中含有鞣酸,能与食物中的蛋白质、铁质发生凝固作用,影响人体对蛋白质和铁质的消化吸收。

(9)忌用茶水服药。茶叶中含有大量鞣质,可分解成鞣酸,与许多药物结合而产生沉淀,阻碍吸收,影响药效。

(10)忌饮隔夜茶。因隔夜茶时间过久,维生素已丧失,而且茶里的蛋白质、糖类等会成为细菌、霉菌繁殖的养料。

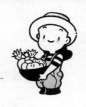

144.补钙是否多多益善

　　成人每天摄入 800 毫克的钙是安全的，但如果盲目过量补钙，对健康是十分有害的，尤其对儿童的生长发育会造成极大危害。补钙过量的主要症状是身体浮肿、多汗、厌食、恶心、便秘、消化不良，严重的还可引起肾结石，同时儿童补钙过量还可能抑制大脑发育，并影响生长发育。血钙浓度过高，钙如沉积在眼角膜周边将影响视力，沉积在心脏瓣膜上将影响心脏功能，沉积在血管壁上将加重血管硬化。最有效安全的补钙途径是通过均衡膳食补钙。儿童适当补钙是需要的，最好的方法是增加奶类和奶制品的摄入量。女性在怀孕、哺乳期间由于雌激素水平降低，更容易缺钙，平时应多食高钙食品。老年人由于机体吸收能力降低，补钙的同时还应补充维生素 D，以促进钙的吸收。当然，应在专业人士的指导下科学服用补钙制剂。

（何贤君）

图书在版编目（CIP）数据

家庭营养小手册／刘巍主编. —杭州：浙江大学出版社，2005.4（2012.5重印）

ISBN 978-7-308-03551-4

Ⅰ.家… Ⅱ.刘… Ⅲ.营养卫生－手册 Ⅳ.R15－62

中国版本图书馆 CIP 数据核字（2005）第 028972 号

家庭营养小手册（第二版）

刘巍　主编

责任编辑	严少洁	
封面、版式设计	刘依群	
出版发行	浙江大学出版社	
	（杭州市天目山路 148 号　邮政编码 310007）	
	（网址：http://www.zjupress.com）	
排　　版	杭州中大图文设计有限公司	
印　　刷	杭州富春印务有限公司	
开　　本	787mm×1092mm　1/32	
印　　张	4.5	
字　　数	90 千	
版 印 次	2012 年 5 月第 2 版　2012 年 5 月第 3 次印刷	
书　　号	ISBN 978-7-308-03551-4	
定　　价	15.00 元	